La pulsion

C'est plus fort que moi…

Groupe Eyrolles
61, bd Saint-Germain
75240 Paris cedex 05

www.editions-eyrolles.com

Du même auteur :
Les pervers narcissiques, Eyrolles, 2009.

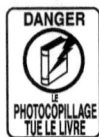

© Groupe Eyrolles, 2009
ISBN : 978-2-212-54360-5

LES MOTS DE LA PSYCHANALYSE

Jean-Charles Bouchoux

La pulsion

C'est plus fort que moi…

EYROLLES

À mes enfants, Jean-Baptiste, Alexandre, Édouard.

À Violette.

Ange plein de gaieté, connaissez-vous l'angoisse,
La honte, les remords, les sanglots, les ennuis,
Et les vagues terreurs de ces affreuses nuits
Qui compriment le cœur comme un papier qu'on froisse ?
Ange plein de gaieté, connaissez-vous l'angoisse ?

Ange plein de bonté, connaissez-vous la haine,
Les poings crispés dans l'ombre et les larmes de fiel,
Quand la Vengeance bat son infernal rappel,
Et de nos facultés se fait le capitaine ?
Ange plein de bonté, connaissez-vous la haine ?

Charles Baudelaire, « Réversibilité ».

Sommaire

Introduction

Isabelle hésite. Elle sait bien que si elle fait remarquer à Yann, son conjoint, qu'il rentre encore très tard alors qu'il lui avait promis d'être là tôt, il se mettra en colère. Leur soirée sera gâchée, et elle le regrettera. Elle décide donc de faire comme si de rien n'était. Toutefois, à peine a-t-il franchi le seuil de leur appartement qu'elle lui fonce dessus pour l'agonir de reproches ! Sa colère la dépasse, elle ne peut s'empêcher de déverser son amertume et sa déception sur son compagnon. Dire qu'elle lui avait préparé un bon petit dîner...

Dans le langage courant, le terme *pulsion* véhicule l'idée de quelque chose d'irrépressible. Or, en psychanalyse, cette notion est beaucoup plus vaste. La pulsion est avant tout une énergie, qui peut être employée à bon escient.

Parfois, un trop-plein d'énergie nous submerge : nous devons alors le « laisser sortir », nous en débarrasser d'une manière ou d'une autre. Au quotidien, nous trouvons chacun des façons différentes de procéder : certains choisiront d'aller faire du jogging en forêt, d'autres auront des fous rires nerveux à tout propos, d'autres encore chercheront des noises à leur conjoint afin de déclencher une dispute... La plupart du temps, l'expulsion de cette énergie ne pose pas de réel problème. Néanmoins, elle peut parfois prendre des chemins plus pernicieux et nous conduire à commettre des actes ou à prononcer des paroles que nous regrettons par la suite.

En prenant progressivement conscience de ces débordements, nous pouvons les sentir arriver et tenter de les canaliser pour les mettre au service de nos projets et ambitions. Cette meilleure gestion des pulsions nous permettra de ne plus nous faire dépasser.

Dans un langage simple et accessible, nous tenterons d'aborder dans cet ouvrage la notion d'*énergie psychique*, indispensable à la compréhension des pulsions. Nous l'étudierons grâce aux outils que Sigmund Freud et ses successeurs nous ont légués. Nous verrons que cette énergie est d'abord mise à la disposition de nos besoins fondamentaux (boire, manger, dormir), avant de chercher d'autres moyens d'expression. L'observation d'expériences réalisées sur des animaux et l'étude de l'esprit humain selon S. Freud nous aideront dans notre analyse.

Nous nous attacherons ensuite aux mécanismes de défense utilisés par notre psychisme pour concilier pulsions et contraintes du quotidien. Ces mécanismes se mettent en place très tôt dans l'enfance, aussi rappellerons-nous l'évolution psychosexuelle de l'homme, de la naissance à l'âge de six ans.

Enfin, nous réfléchirons à la manière de gérer au mieux nos pulsions au quotidien, en se débarrassant des mécanismes devenus inadaptés à l'âge adulte, et en cultivant l'art de la compassion, envers soi et envers les autres. Nous terminerons par quelques pistes pour aider nos enfants à composer avec leurs pulsions.

Partie 1

Du comptoir au divan

L'énergie psychique

Avant d'aborder l'étude des pulsions, nous devons admettre l'existence d'une énergie psychique, de même que nous reconnaissons celle d'une énergie physique.

Comment démontrer l'existence de cette énergie ? Commençons par la notion d'*énergie physique*, beaucoup plus facile à approcher. Nous sommes détenteurs d'une certaine quantité d'énergie physique. Lorsque nous faisons du sport ou que nous travaillons physiquement, nous l'épuisons. Nous avons ensuite besoin de nous reposer, d'évacuer nos toxines en nous lavant, de boire et de nous nourrir afin de recharger nos « batteries ».

À l'inverse, si nous avons une activité intellectuelle intense, nous produisons de l'énergie psychique. Au bout d'un certain temps, nous ne pourrons plus ni réfléchir ni nous concentrer : c'est peut-être le moment d'aller nager ou nous promener, afin de décharger l'excès d'énergie psychique produit.

Quand nous faisons un effort corporel, notre organisme produit une énergie (physique) qui est dépensée dans l'effort fourni. Quand nous faisons un effort psychique, nous produisons une énergie (psychique) qui, elle, n'est pas « consommée » pendant l'effort. Notre corps se met alors sous tension et cherche un moyen d'évacuer cette énergie.

Chaque pensée, désir ou aversion, chaque production mentale s'accompagne de son lot d'énergie qui demande à être éliminé. Étonnamment, deux désirs n'ont pas toujours le même « poids », et certains peuvent être plus coûteux que d'autres en énergie.

Ainsi, après un effort physique, le corps demande à être rechargé en énergie physique ; après un effort intellectuel, il demande à être déchargé de son trop-plein d'énergie psychique.

Un kinésiologue, qui travaille sur les interactions entre l'état d'esprit et l'énergie physique, saurait peut-être démontrer ce phénomène. L'expérience suivante peut être réalisée. Il s'agit d'une sorte de bras de fer : le sujet de l'expérience tend son bras et essaye de résister à une pression infligée par un tiers qui tente de lui faire abaisser le bras. L'organisateur de l'expérience commence par demander au « cobaye » de se concentrer sur un bon souvenir : il est alors difficile de lui faire plier le bras. Puis l'organisateur lui demande de penser à un souvenir pénible : le « cobaye » n'oppose alors presque plus de résistance à la pression. Cette expérience démontre ce que nous savons déjà intuitivement : trop de soucis minent nos forces, coûtent très cher en énergie et nous mettent « à plat ».

France vient de passer l'écrit d'un concours pour entrer dans l'administration. Connue pour son tempérament dynamique, à la limite de l'hyperactivité, elle mène de front son travail, son rôle de mère auprès de ses deux petites filles et une activité sportive intense. Quand son conjoint lui apprend qu'elle est recalée à son examen, France s'effondre. Elle arrête alors ses études et alterne entre des moments d'apathie et d'agressivité. Elle qui adorait le sport en arrive à dire : « Je ne peux même plus courir, mes jambes ne me portent plus... »

Or France reçoit ses résultats par la poste un mois plus tard et apprend que son conjoint s'est trompé : elle est reçue à la première partie du concours ! La jeune femme s'effondre en pleurs, évacuant ainsi une partie de son trop-plein d'énergie nerveuse. Peu à peu, elle retrouve sa détermination habituelle. Elle reprend alors ses études en vue de l'oral qui l'attend et réussit brillamment son examen.

Une seule mauvaise nouvelle suffit à faire écrouler l'édifice savamment bâti par France. Elle ne trouve alors plus l'énergie nécessaire pour affronter son quotidien. Bien sûr, son « échec » au concours n'est peut-être pas la seule cause de son apathie. Il est vraisemblable que cet incident a réveillé d'autres conflits inconscients, bien antérieurs, et réactualisé un état de tension interne déjà présent...

Quand le corps est sous tension…

Lorsque notre estomac est vide, une irritation se crée au niveau de l'organe qui a besoin de se remplir à nouveau. Notre corps se met alors sous tension : il envoie un signal de faim à notre psychisme et lui impose d'élaborer un désir. En recevant ce signal de faim, nous pensons à ce que nous souhaitons manger en fonction de nos goûts (sucré, salé…). Nous pouvons aussi décider de ne pas tenir compte de ce signal si nous sommes au régime. Quoi qu'il en soit, ce qui compte pour l'estomac, c'est d'être rempli ; ce qui importe pour l'organisme, c'est de revenir à un état sans tension.

La stimulation qui nous fait réagir peut être interne (la faim ou tout autre besoin à l'origine somatique[1], mais aussi n'importe quel désir) ou externe (une agression, une demande ou toute excitation venant de l'extérieur). Nous nommerons *excitations endogènes* les stimuli provenant de l'intérieur de notre organisme et excitations exogènes ceux qui viennent de l'extérieur.

---

1. Qui se rapporte au corps.

S'il est plus ou moins possible d'échapper ou de se protéger des excitations exogènes, par exemple par la fuite, il semble impossible de se soustraire à la prise en compte de ses besoins internes.

> Lorsque France apprend son échec au concours, elle devient irritable et agressive pour un rien. Peu de temps après, sa fille Marine fait tomber un verre qui se brise en mille morceaux. Avant que France ait eu le temps de réfléchir, sa main part très vite et atteint son enfant au visage.
>
> Habituellement, France n'est pourtant pas violente. Elle sait se contrôler et est plutôt bienveillante, avec sa fille comme avec son entourage. Quand elle raconte les faits à son psychanalyste, elle lui dit : « Je n'ai pas vu venir mon geste ! Ça a été plus fort que moi... »

La pulsion est l'énergie, la force qui nous pousse à réagir face à l'excitation endogène pour faire disparaître la tension qu'elle provoque. Venant de l'intérieur, elle doit absolument être gérée.

Tout besoin, pensée, désir ou aversion entraîne en effet une réaction de l'organisme qui se met sous tension. Or un excès de tension, c'est-à-dire d'énergie (tant d'un point de vue physique que psychique), nous met en danger. Cette énergie doit coûte que coûte être déchargée vers l'extérieur, car nous risquons d'atteindre un état de souffrance si nous dépassons notre seuil de tolérance.

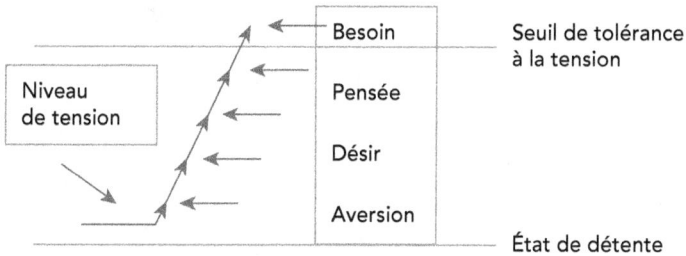

Aussi notre organisme est-il sans cesse à la recherche de manières d'éliminer ces tensions. Les moyens dont il dispose pour cela sont le passage à l'acte[1], le rêve, le lapsus et les actes manqués, la somatisation[2] et tous les autres mécanismes de défense du psychisme que nous étudierons plus loin. À l'extrême, il peut aussi tenter de ne plus produire aucune tension, quitte à ne plus agir du tout, comme dans les cas de neurasthénie[3].

---

1. On entend par *passage à l'acte toute action contraire aux bonnes mœurs* mais que l'on ne peut s'empêcher de faire, comme gifler son enfant quand on est excédé alors que l'on a choisi une éducation non violente.
2. Dans les psychosomatisations, le corps est pris comme moyen de décharge de l'énergie, ce qui peut se traduire par des migraines, des tremblements, de l'eczéma, voire des affections plus graves...
3. Le neurasthénique est dominé par un état de fatigue et de tristesse intense, il évite d'agir et semble souvent apathique.

La structure de la pulsion

Selon S. Freud dans « Pulsions et destins des pulsions », la pulsion se caractérise par sa poussée, sa source, son but et son objet.

La poussée

La poussée est le moteur de la pulsion, ce qui nous pousse parfois à passer à l'acte de manière irrépressible.

La source

La source est l'origine physique de la pulsion. Cette dernière, quelle qu'elle soit, naît toujours d'un besoin au sein de notre organisme.

Dans l'exemple de la pulsion de faim, la source est l'estomac ou le besoin de nourriture.

Le but

Le but de la pulsion est la satisfaction du besoin. Si la source est physique, le but est psychique. Le psychisme transforme si possible le besoin physique en désir mental, ce qui fait dire à Freud : « Le concept de pulsion nous apparaît comme un concept limite entre le psychique et le somatique[1]. »

---

1. FREUD S., « Pulsions et destins des pulsions », in *Métapsychologie*.

Dans l'exemple de la faim, le but originel est la satiété (même si le but final diffère d'une personne à l'autre : envie d'un morceau de viande, d'une part de gâteau, etc.).

L'objet

L'objet est le moyen par lequel l'organisme parvient à son but (revenir à un état sans tension), ce dans quoi la pulsion va pouvoir se décharger.

Dans l'exemple de la faim, l'objet est le morceau de viande, la part de gâteau ou tout autre aliment qui nous fait envie.

Celui qui est au régime peut aussi décider de boire un grand verre d'eau pour ne pas manger. Dans ce cas, l'objet sera le verre d'eau.

Nous le voyons dans l'exemple de la faim, pour une même pulsion, l'objet peut être différent. De la même façon, un même objet peut servir à la satisfaction de différentes pulsions : un aliment peut par exemple nourrir, procurer du plaisir ou rassurer.

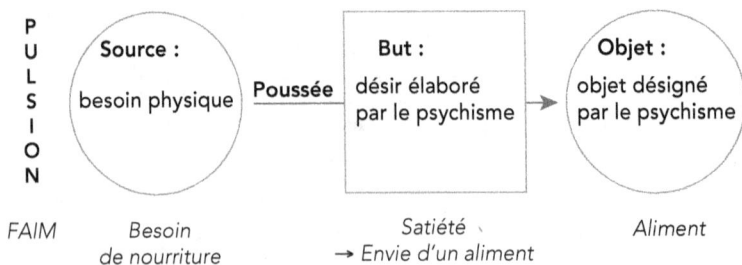

	Source : besoin physique	Poussée	But : désir élaboré par le psychisme		Objet : objet désigné par le psychisme
P U L S I O N					

FAIM   Besoin   Satiété   Aliment
            de nourriture   → Envie d'un aliment

Prenons maintenant l'exemple d'une dispute au sein d'un couple.

> Maxime rentre énervé du travail. Il a passé une très mauvaise journée, son patron était d'humeur exécrable, et ses clients ont passé leur temps à dénigrer ce qu'il leur proposait. Une fois chez lui, il s'en prend à sa femme parce que le dîner n'est pas prêt. Leur fils Tim assiste à la dispute et s'enfuit dans sa chambre.
>
> Une fois calmé, Maxime vient voir le garçon et lui explique : « Quand je me suis énervé tout à l'heure avec maman, c'était plus fort que moi. J'avais passé une mauvaise journée et j'étais très en colère. Je n'ai malheureusement trouvé que des paroles blessantes comme moyen de l'exprimer, et ta maman s'est trouvée sur mon chemin. Bien sûr, j'ai conscience que je suis allé trop loin et je me suis excusé. Tout va bien maintenant, nous nous sommes réconciliés… »

Dans le cas de la dispute des parents de Tim, Maxime se laisse dépasser par une pulsion colérique. La source est son état de tension psychocorporel, son but inconscient est de décharger cette tension au moyen de paroles blessantes (celles-là mêmes qu'il n'a pas osé dire à son patron ni à ses clients), et l'objet de sa colère est sa compagne.

Pulsions du moi et pulsions sexuelles

S. Freud distinguait deux sortes de pulsions : les pulsions d'autoconservation et les pulsions sexuelles. Dans tous les cas, il précise que ces pulsions ont deux pôles : l'un physique (la source) et l'autre psychique (le but).

Les *pulsions d'autoconservation* sont les pulsions issues des besoins de l'individu pour rester en vie (boire, manger, dormir…). S. Freud les nomme aussi *pulsions du moi*.

Les *pulsions sexuelles* sont toutes les autres pulsions. S. Freud leur attribue une énergie sexuelle et les nomme *libido*. Il ne faut cependant pas prendre le terme *sexuel* dans son acception la plus courante. Les pulsions d'agressivité ou les pulsions d'angoisse sont des pulsions sexuelles au sens où Freud l'entend.

Le nourrisson qui ressent un besoin de satiété appelle pour qu'on le nourrisse. Rapidement, si sa demande n'est pas satisfaite, son besoin se transforme en angoisse et il hurle. Lorsque le sein ou le biberon se présente à lui, il s'apaise. Le nourrisson attribue alors son soulagement à l'objet qui l'a apaisé. Si une nouvelle angoisse se présente, cette fois non pas liée à une pulsion d'autoconservation comme la faim, mais à une pulsion sexuelle (peut-être le besoin d'évacuer un surplus d'énergie), l'enfant appelle de la même façon. Les mères savent bien que rien ne saura tranquilliser leur enfant aussi bien que leur présence, le sein ou le biberon. Ainsi, le nourrisson est rassuré par un même objet (le sein ou le biberon) pour deux pulsions différentes (la faim et le besoin d'évacuer un surplus d'énergie).

Toutefois, si personne ne vient, l'enfant trouve par lui-même le moyen de se rassurer en utilisant son pouce, un coin de couverture ou tout autre objet à porter à la bouche. Donald Woods Winnicott, psychanalyste anglais, parle alors d'*objet transitionnel*, dans la mesure où ce dernier permet la transition entre la mère et la découverte du monde extérieur. Ainsi, l'évolution de l'homme se fait en fonction de ses besoins, des exigences posées par son environnement et des objets qu'il trouve pour satisfaire ses besoins.

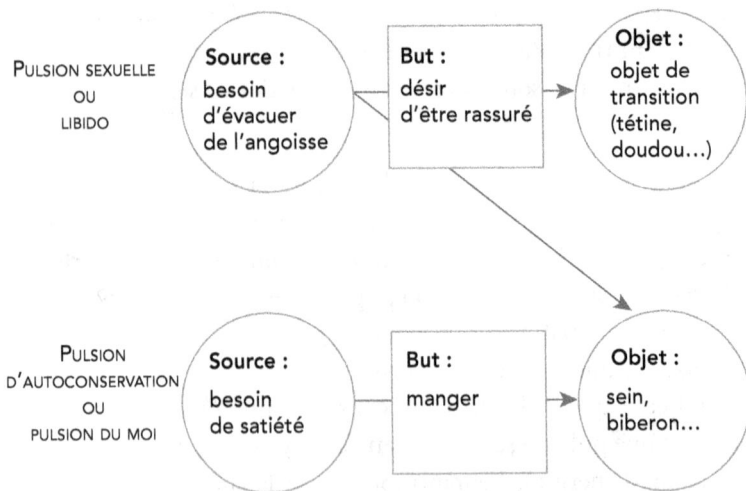

PULSION SEXUELLE OU LIBIDO

Source : besoin d'évacuer de l'angoisse — But : désir d'être rassuré → Objet : objet de transition (tétine, doudou...)

PULSION D'AUTOCONSERVATION OU PULSION DU MOI

Source : besoin de satiété — But : manger → Objet : sein, biberon...

Pour S. Freud, les pulsions sexuelles s'étayent sur les pulsions du moi, c'est-à-dire qu'elles prennent appui sur les voies que les premières ont déjà empruntées pour s'évacuer.

Le bébé a déjà constaté que le fait de téter (la voie orale) était un bon moyen de combler sa faim et l'angoisse qui en découlait, et donc d'évacuer la pulsion d'autoconservation liée à la faim. Il réitère donc ce geste pour calmer ensuite une pulsion sexuelle (une angoisse non liée à la faim). Pour une *source* et un *but* différents, l'*objet* peut être identique puis différent (si le nourrisson trouve un objet de remplacement comme une tétine ou un doudou). La seule chose qui compte pour le nourrisson est de se libérer de la tension liée à la pulsion, et donc d'évacuer cette pulsion.

Pulsions de vie et pulsions de mort

Des expériences très intéressantes ont été menées sur des rats. Le protocole est le suivant : on inflige à des rats des décharges électriques, puis on évalue leur état de tension corporelle grâce à la mesure de leur tension artérielle, de leurs battements cardiaques, etc.

La même décharge est infligée à deux rats, qui se trouvent chacun dans une cage. Dans la première expérience, on laisse la porte de la cage ouverte, ce qui permet au rat de se sauver ; dans la seconde expérience, la porte de la cage est fermée. Lorsque l'on mesure l'état de tension de chacun des rats, on constate que le rat enfermé montre une tension beaucoup plus importante que celui qui peut s'échapper. On en déduit qu'en se sauvant, le second rat a déchargé une part de ses tensions.

La même expérience peut être réalisée avec un rat ayant appris à arrêter et donc à contrôler la décharge électrique en appuyant sur un levier. On constate que ce rat montre un état de tension moins important que celui qui n'a aucune prise sur la décharge.

On recommence enfin la même expérience avec des rats à qui l'on inflige une succession de décharges. À chaque décharge, l'état de tension nerveuse des rats augmente jusqu'à atteindre le seuil de l'insupportable. Si les rats sont en groupe, ils s'agressent alors mutuellement pour se libérer de leurs tensions. Si le rat est seul dans sa cage, il finit par se ronger la patte et peut même aller jusqu'à l'automutilation (*cf.* schéma page 17).

En transposant cette expérience à l'homme, nous constatons que nous ne pouvons supporter qu'un certain état de tension. Au-delà de ce seuil, nous souffrons, et il nous faut alors évacuer de l'énergie coûte que coûte, aux dépens des autres ou aux nôtres le cas échéant.

L'énergie mise au service de notre évolution est appelée *pulsion de vie*. À l'inverse, les *pulsions de mort* sont les pulsions agressives, qu'elles soient tournées vers soi-même ou vers les autres. Ces pulsions mènent aux addictions, à la violence, mais aussi au suicide dans les cas les plus extrêmes.

Pouvons-nous dire que la fuite est une pulsion de vie et que l'agression d'un autre est une pulsion de mort ? Dans les expériences étudiées ci-dessus peut-être… mais les rats n'ont pas le choix. Nous, les hommes, avons-nous le choix ? Ne peut-on penser que les addictions sont des fuites ? Comment expliquer la violence qui caractérise l'histoire de l'humanité ? Où sont les barreaux de nos cages ? Peut-être à l'intérieur de chacun de nous…

> Quand les parents d'Éric se séparent alors qu'il vient d'entrer dans l'adolescence, le jeune garçon est confié à sa mère qui s'est remise en ménage avec un policier. Voyant son père extrêmement malheureux, Éric décide d'aller vivre avec lui. Or il réalise rapidement que son père

est dépressif : il regrette alors de ne plus habiter avec sa mère et demande donc à retourner chez elle. Lorsque Éric quitte son père, celui-ci se suicide.

Désormais, Éric est plein de violence – et certainement de culpabilité. Alors il adhère à un groupe néonazi. Le soir, avec ses « amis », ils vont « casser de la racaille », boire de l'alcool ou prendre des drogues, et écouter des musiques très agressives.

Toutefois, le jeune homme n'est pas satisfait de sa vie, car il demande à consulter un psychanalyste. Il ressort des premières séances qu'Éric a beaucoup d'énergie à dépenser et qu'il est en recherche de valeurs. Il a d'abord cru en trouver auprès de ses nouvelles fréquentations (notamment des valeurs viriles), mais il réalise qu'il n'en est rien et qu'il n'adhère pas foncièrement aux principes véhiculés par le groupe.

Un soir, ses compagnons et lui rencontrent dans la rue un jeune homme de couleur. Tout naturellement, les autres lui disent : « C'est une racaille, viens, allons lui casser la figure ! » Éric leur fait remarquer que l'autre est seul et qu'il ne leur a rien fait. Ses copains lui rient au nez... Éric défend le jeune homme et finit par terre sur le trottoir avec lui.

Par la suite, il avance dans son analyse et comprend peu à peu ses réelles motivations. Aujourd'hui, Éric a arrêté la drogue. Il écrit un livre pour témoigner de son expérience et milite dans une association antiraciste.

Il appartient à chacun de trouver ses propres barrières et de s'en libérer. C'est ce voyage que se propose de nous faire faire le psychanalyste... Quant aux barreaux de notre psychisme, S. Freud a tenté d'en faire une cartographie.

Partie 2

Allons un peu plus loin…

Les méandres de l'esprit humain selon S. Freud

Première topique

C'est en cherchant à comprendre ses rêves que S. Freud invente la notion d'*inconscient psychique*. En 1900, il publie *La science des rêves*[1], ouvrage dans lequel il s'interroge sur la formation de ces scènes nocturnes que le rêveur n'a pas consciemment commandées. Il en déduit l'existence d'un inconscient régi par ses lois propres et invente la *première topique*[2] en repérant trois instances (l'inconscient, le préconscient et le conscient), dominées soit par le principe de plaisir, soit par le principe de réalité.

Nos pulsions inconscientes tentent de nous amener à la satisfaction immédiate de nos désirs ; il s'agit du *principe de plaisir*. Néanmoins, comme ces désirs ne peuvent pas toujours être assouvis, une autre instance compose avec la réalité, soit en les refoulant, soit en les modifiant ; il s'agit du *principe de réalité*. Ainsi, le principe de plaisir nous pousse vers la réalisation de nos pulsions, tandis que le principe de réalité adapte nos besoins en fonction des normes morales

---

1. Cet ouvrage sera plus tard renommé *L'Interprétation des rêves*.
2. Une topique est une représentation abstraite du psychisme.

ou sociales et des possibilités qui s'offrent à nous. Ce sont
ces deux principes, parfois opposés, qui formeraient la
structure de notre psychisme.

Quand le petit enfant veut quelque chose, il le prend : il n'est
régi que par le principe de plaisir. Quand l'adulte veut quelque
chose, il doit d'abord payer le prix de son désir et se conformer
aux codes en vigueur, au nom du principe de réalité.

L'inconscient

L'inconscient est gouverné par le principe de plaisir, la pulsion y règne en maître. Il n'est pas concerné par le temps qui
passe, et ne connaît ni loi ni interdit. Il est gorgé d'énergie
psychique qui n'a pas été symbolisée, c'est-à-dire qui n'a été
mise ni en mots, ni en pensées, ni en concepts, ni en images.

Au nom du principe de plaisir et du besoin de décharger les
tensions, les pulsions ne demandent qu'à s'exprimer vers
l'extérieur. Pour cela, nous l'avons vu, le psychisme doit élaborer un désir. Dès lors que la pulsion entre en conflit avec
le principe de réalité, notamment les valeurs morales de
l'individu, elle est refoulée par une sorte de censure dans
l'inconscient, comme oubliée.

Le préconscient

Le préconscient est situé à mi-chemin entre l'inconscient et
le conscient. Sa censure joue le rôle de juge. Elle vérifie que
les pulsions qui tentent de s'exprimer depuis l'inconscient
sont bien en adéquation avec les valeurs morales de la personne. Si c'est le cas, elle autorise leur passage ; sinon, elle
les refoule.

Christian voudrait exposer à son psychanalyste son rêve de la nuit précédente, mais il est incapable de le raconter, même s'il l'a « sur le bout de la langue ». Pourtant, il lui semble que ce songe était important.

Comme rien ne lui revient, il finit par abandonner et parle d'autre chose. Plus tard, une moto passe dans la rue en pétaradant, alors Christian s'exclame : « Ça y est, cela me revient, dans mon rêve, je faisais de la moto ! »

Christian est capable d'évoquer son rêve et se rappelle qu'il est important. Son rêve n'est donc pas oublié. Toutefois, il n'est déjà plus conscient : situé dans le préconscient, il est en train d'être refoulé. Ce n'est que grâce à un élément du rêve se présentant dans la réalité que le songe refait surface.

Le préconscient est donc un lieu de passage pour l'énergie qui sera refoulée, ou au contraire évacuée.

Le conscient

Le conscient est l'instance psychique qui gère le raisonnement et la réflexion. C'est donc dans notre conscient que se joue notre capacité à réfléchir, à faire des choix et à nous concentrer sur une tâche.

Si l'inconscient n'est gouverné que par le principe de plaisir, le conscient est à l'inverse régi par le principe de réalité. Il doit composer entre les pulsions qui remontent de l'inconscient, les valeurs morales gérées par la censure du préconscient et les possibilités offertes par le monde extérieur.

Le conscient est situé entre le préconscient et l'inconscient d'un côté, et le monde extérieur de l'autre. Un mécanisme de protection du psychisme gère les stimuli en provenance de l'extérieur (qui pourraient faire naître des pulsions, d'angoisse par exemple), et nous offre une approche filtrée du monde. Lorsque nous sommes en confiance, sans doute aspirons-nous à abandonner cette distance.

Si nous rencontrons par exemple un individu que nous n'avons pas l'impression de connaître, nous risquons d'abord d'être sur nos gardes. Cet homme est-il bon ou mauvais, bienveillant ou dangereux ? En fonction de la réponse, nous tiendrons plus ou moins compte des informations issues de cette rencontre. Si nous comprenons que cette personne est folle et si elle nous insulte, ses mots auront peu d'emprise sur nous. À l'opposé, si nous reconnaissons un compagnon de longue date, nous l'aborderons de bon cœur, et s'il nous insulte, ses propos pourront nous froisser, voire nous blesser aisément.

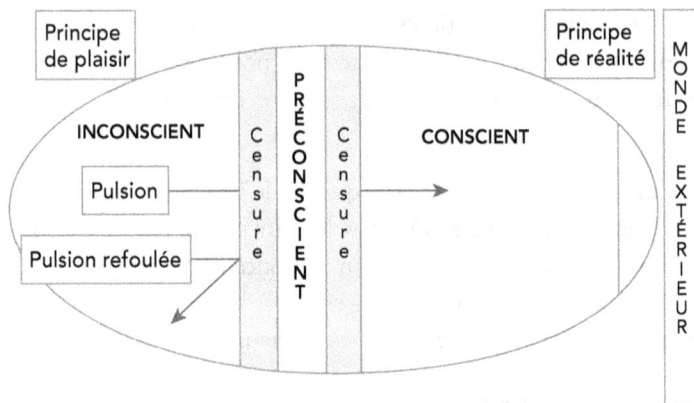

Deuxième topique

En 1920, S. Freud revoit sa première topique et en propose une autre qui la complète. Elle aussi fait intervenir trois instances psychiques : le ça, le moi et le surmoi.

Le ça

Le ça est totalement inconscient. Tel le petit enfant, il est dirigé par le principe de plaisir : il ne connaît ni loi ni interdit. Formé des désirs de l'individu, de ses besoins, de ses émotions et de ses souvenirs, il tend naturellement vers l'expression de ses énergies. Le ça est gorgé des pulsions d'autoconservation définies précédemment, ainsi que des pulsions sexuelles refoulées.

> Quand la mère de Jeanine est débordée par ses pulsions, elle peut crier très fort, se mettre en colère contre son enfant, s'en prendre à son conjoint ou menacer sa famille de disparaître pour ne plus jamais revenir.
>
> Un soir, Jeanine assiste à une grave dispute entre sa mère et son beau-père. Sa mère hurle et part, selon ses dires, se « faire interner dans un hôpital psychiatrique ». Quand, quelques jours plus tard, la petite fille se rend chez le psychanalyste, elle lui raconte la scène en souriant.

Il est évident que Jeanine se souvient parfaitement de la dispute, mais qu'elle a refoulé les angoisses liées au départ de sa mère pour protéger son psychisme. Si elle consulte, c'est au motif de cauchemars et d'angoisses nocturnes récurrents. De plus, la petite fille a beaucoup de mal à se concentrer sur ses devoirs, et son travail scolaire s'en ressent. Il est vraisemblable qu'une grande part de ses forces est consacrée inconsciemment à contenir ses angoisses. Ses pulsions ne trouvent un chemin d'évacuation que la nuit, lorsque sa censure psychique est endormie. C'est quand la pulsion évacuée par le rêve est trop forte que le psychisme de Jeanine la réveille et que les angoisses la gagnent.

Le moi

Le moi, essentiellement conscient, est régi par le principe de réalité. Il est le siège de la réflexion et du raisonnement, ainsi que de l'attention.

Le moi compose entre les pulsions venant du ça, les interdits et les exigences morales du surmoi et les possibilités offertes par le monde extérieur. Pour évacuer les pulsions inadéquates, il utilise des moyens inconscients : les mécanismes de défense du moi que nous étudierons plus loin. Ces derniers constituent la partie inconsciente du moi.

Au début de la vie, il n'y a que le ça. Quand le nourrisson a faim, il appelle et « exige » d'être satisfait dans l'instant. Plus tard, si l'adulte est absent et ne peut le satisfaire rapidement, le nourrisson commence à composer par lui-même avec le monde qui l'entoure. Nous l'avons vu, les objets dont il dispose lui servent alors de transition entre l'adulte (généralement la mère) qui est tout pour lui, et sa propre capacité à exister par lui-même. Au fur et à mesure qu'il prend conscience du monde extérieur s'élabore un moi, régi par le principe de réalité, bien souvent opposé au principe de plaisir régissant l'inconscient. Dans la toute petite enfance, le moi est donc une ébauche. Il évolue avec le temps vers le moi plus raisonné de l'adulte.

N'ayant pas d'accès direct vers le monde extérieur, le ça s'adresse au moi pour l'expression des pulsions. Le moi n'autorise le passage d'une pulsion que si elle entre en adéquation avec les valeurs de la censure réalisée par le surmoi.

Le surmoi

Le surmoi[1], essentiellement inconscient, est la partie créée le plus tardivement dans l'appareil psychique. Si le moi commence à s'élaborer dès les premières frustrations, une ébauche de surmoi se forme à partir des premiers interdits. Le surmoi contient, outre nos valeurs morales, les valeurs idéalisées de nos éducateurs. Il impose au moi de s'opposer à toute pulsion contraire à ses valeurs.

Nous avons vu que, lorsqu'un petit enfant veut quelque chose, il le prend. Puis l'adulte lui interdit le passage à l'acte. Alors l'enfant inhibe son désir par peur d'une réprimande. En réalité, il est surtout angoissé par le fait que son parent puisse ne plus l'aimer et l'abandonner. L'enfant se conforme alors à l'image qu'il s'imagine devoir être la bonne aux yeux de son parent, c'est pourquoi S. Freud nommera cette ébauche de surmoi *idéal du moi*.

L'idéal du moi des premiers temps de la vie s'accompagne d'un moi peu élaboré, qui aura bien du mal à s'opposer à la pulsion. Ainsi, l'enfant peut réprimer son désir face à l'adulte interdicteur, mais passer à l'acte dans son dos.

---

1. Voir *Le Surmoi* de Saverio Tomasella dans la même collection.

> Antoine se souvient que, petit, il aimait jouer avec la télé-commande de la télévision. Son père le lui avait interdit, seul lui avait le droit de s'en servir. Lorsque son père était là, Antoine n'aurait jamais osé y toucher. En revanche, en son absence, il ne pouvait s'empêcher de jouer avec cet objet qui semblait avoir des pouvoirs magiques et était le centre d'intérêt de bien des discussions.
>
> Aujourd'hui, c'est différent, Antoine a grandi (il vient d'avoir six ans), il se sentirait coupable de désobéir à son père, même lorsque ce dernier n'est pas présent.

Dans le cas d'Antoine, la pulsion d'identification au père (Antoine s'attribue la télécommande qui est réservée normalement à son père) est plus forte que l'interdiction formulée par son idéal du moi. « Le principe de plaisir, c'est-à-dire le besoin d'une décharge immédiate, est incompatible avec un jugement correct, lequel repose sur l'examen et l'ajournement de la réaction. Le temps et l'énergie épargnés par cet ajournement sont employés dans la fonction de jugement. Dans les premiers états, le moi faible n'a pas encore appris à ajourner quelque chose[1]. »

Ce n'est qu'au moment de l'Œdipe, vers six ans, que l'enfant élabore un véritable surmoi pour s'opposer à ses pulsions œdipiennes et détourner ses énergies au service de l'apprentissage, des valeurs morales et de la créativité.

Si le surmoi, par son aspect parfois tyrannique, est à l'origine de bien des pathologies psychiques et de bien des angoisses, il est aussi ce qui nous oblige à canaliser nos pulsions et ce qui nous pousse vers un idéal de vie (moi idéal).

---

1. FENICHEL O., *La théorie psychanalytique des névroses.*

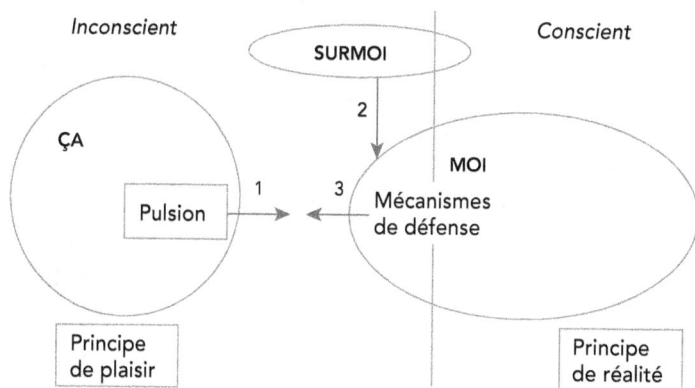

Si la pulsion (1) entre en conflit avec les interdits du surmoi (2) ou met en danger le psychisme en raison de la trop forte tension qui l'accompagne, le moi s'y oppose (3). Pour ce faire, il émet une énergie de force égale et de sens opposé à la pulsion, qui oblige au refoulement de cette dernière dans le ça. Comme la pulsion, en tant qu'énergie psychique, est un vecteur de tensions internes, elle devra trouver un chemin d'expression pour sortir de l'inconscient. Ces chemins seront le rêve, les lapsus, les actes manqués, les somatisations ou les mécanismes de défense que nous verrons plus loin.

En piste

Tous les acteurs de notre psychisme sont désormais en place : le ça « pulse », le surmoi interdit et le moi compose. À partir de cette deuxième topique, nous pouvons mieux comprendre certains de nos comportements.

Quand France, après avoir giflé sa fille, dit à son psychanalyste : « *Ça* a été plus fort que *moi* », c'est exactement ce qui
s'est passé ! Son inconscient trop chargé en énergie, l'échec
de son examen, la maladresse de sa fille et une structure psychique peut-être un peu « légère » ont fait que la poussée de
son ça a débordé la capacité de son moi à s'opposer à la pulsion agressive : la gifle est partie. Sans doute France s'estelle libérée de ses tensions grâce à son geste. Toutefois, elle a
ensuite été envahie par la culpabilité…

Nous voyons que, si le passage à l'acte permet de décharger
de l'énergie, il est généralement remplacé par de l'angoisse
de culpabilité[1] ou d'abandon. Ce nouveau sentiment est
synonyme de tension qu'il faudra une fois de plus évacuer.

---

1. Sauf dans le cas des perversions.

Que deviennent
les pulsions refoulées ?

Le refoulement est un mécanisme de défense du psychisme, qui oblige la pulsion à rester dans l'inconscient. Cette dernière cherche alors un nouveau chemin d'expression pour libérer les tensions qui lui sont rattachées, soit par des mécanismes de défense du moi, soit par les rêves, les actes manqués, les lapsus, voire les somatisations.

Parfois, en analyse, une pensée se présente à la conscience. La personne commence à l'évoquer, mais perd le fil de son raisonnement : l'idée disparaît et est refoulée. En procédant à ce refoulement, le psychisme évite l'évocation d'un souvenir qui, par sa nature, pourrait provoquer gêne ou malaise.

Quand la mère de Jeanine se dispute avec son conjoint et menace de quitter le foyer et de les laisser seuls, la situation est extrêmement angoissante pour la petite fille. Pour préserver son psychisme, celle-ci procède au refoulement de ses sentiments, ce qui lui permet de conserver un certain équilibre et de ne pas s'effondrer. Certes, elle conserve le souvenir de la scène, puisqu'elle est capable de la raconter, mais le sourire qu'elle arbore alors démontre qu'elle a refoulé son angoisse.

L'angoisse, symptôme du refoulement

À l'origine, S. Freud pensait que l'angoisse était une réaction aux conditions de déplaisir et que le moi utilisait l'angoisse pour évacuer le trop-plein d'énergie.

Plus tard, il imagine au contraire que le moi subit cette angoisse. Il la recréerait ensuite lui-même, s'en servant comme alerte contre un danger et comme moyen de susciter l'intervention d'un mécanisme de défense. Ainsi, l'angoisse serait produite face à un danger venu de l'extérieur ou face à un danger interne (une pulsion inadéquate).

Dans le cas d'un danger interne, le moi inhiberait la pulsion et l'obligerait au refoulement.

Quant au danger externe, il peut être réel ou réveiller une situation refoulée. Certains, ayant refoulé leur désir pour un de leurs parents, peuvent inhiber tout désir pour qui que ce soit, le désir pour cet autre ressemblant trop au désir refoulé. Cette inhibition des pulsions peut par exemple être à l'origine de l'impuissance, de la frigidité, de l'éjaculation précoce, du vaginisme ou d'infections génitales à répétition. L'inhibition du plaisir peut aussi mener à l'échec scolaire (fais-moi *plaisir* : fais tes devoirs…), ou encore à l'anorexie (fais-moi *plaisir* : mange ta soupe…). Nous l'avons vu, le neurasthénique inhibe tout désir, car toute nouvelle tension l'entraîne vers la souffrance.

> La société des loups comporte de nombreuses règles. C'est notamment le loup dominant, généralement le plus fort, qui honore chacune des femelles. Les loups dominés doivent donc inhiber leurs désirs, sous peine de se mettre en danger face au chef de meute. L'inhibition de

leurs désirs leur permet d'échapper à une angoisse d'abord externe (la présence du dominant), puis interne lorsqu'ils ont intégré les règles. Toutefois, lorsque le loup dominant est occupé, certains osent monter des femelles, mais très rapidement, afin de ne pas se faire surprendre. L'éjaculation précoce permet d'échapper à une angoisse.

Rêves, lapsus, actes manqués et somatisation

S. Freud appelle les rêves la « voie royale d'expression de l'inconscient ». Lorsque la censure du surmoi est endormie, le ça en profite pour exprimer des pulsions suffisamment « déguisées » pour ne pas susciter d'angoisse. Selon S. Freud, les rêves sont destinés à être oubliés, ils ne sont pas un moyen de communication avec le conscient. Si nous cherchons à analyser nos rêves, c'est pour nous permettre d'accepter ce que nous avons refoulé : l'énergie, une fois symbolisée, peut s'écouler sans provoquer d'angoisse. Ainsi, le cauchemar est en réalité un rêve « manqué ». En effet la pulsion, n'ayant pas été suffisamment masquée, génère de l'angoisse, ce qui provoque le réveil.

Nous pouvons aussi nous libérer de pulsions inconscientes en disant ce que nous n'aurions jamais osé dire dans le cas d'un lapsus ou en commettant un acte contraire à notre intention avouée dans celui d'un acte manqué.

En plein hiver, Jacques part en vacances sous les tropiques. Quand il rentre chez lui, sa région est singulièrement enneigée, à tel point que ses collègues l'appellent pour le décourager de faire les trente kilomètres qui le séparent de son bureau.

Particulièrement consciencieux, Jacques brave cependant les éléments à contrecœur et va travailler. Quand il arrive enfin à son bureau après un trajet difficile, il réalise qu'il a oublié les clés de son agence et son portable à son domicile. Il attend donc son premier client, s'excuse puis rentre chez lui.

Si Jacques réfléchissait à ce qu'il vient de vivre, il comprendrait qu'une partie de lui-même ne voulait pas aller travailler, tandis que l'autre exigeait sa présence au bureau. Son acte manqué lui a permis de résoudre son paradoxe intérieur : d'une part il s'est rendu au travail, donc il est en accord avec ses valeurs morales, et d'autre part il a dû rentrer chez lui, donc sa pulsion inconsciente est satisfaite.

Enfin, les pulsions peuvent aussi s'exprimer par le corps sous la forme de maladies psychosomatiques (migraine, eczéma…). Le corps est alors pris comme moyen de se décharger des tensions par l'inconscient.

Les mécanismes de défense du moi

Quand un fleuve risque de déborder, il faut surélever les berges et envisager un déversoir, c'est-à-dire un endroit où l'eau pourra s'écouler sans risque pour la population. Il en va de même de nos énergies internes : nous pouvons les détourner inconsciemment de leur route initiale grâce aux mécanismes de défense du moi.

Le but de ces mécanismes de défense est de gérer les pulsions sans entrer en conflit avec le surmoi. Dès lors, toute action peut prendre la forme d'un mécanisme de défense. Par exemple, nous avons vu que nous nous libérons de nos pulsions en dormant grâce au rêve. Le sommeil peut être un mécanisme de défense permettant d'éviter ses problèmes (le cas extrême est celui de l'hypersomniaque, qui dort énormément). À l'inverse, l'insomnie peut elle aussi être un mécanisme de défense pour les personnes dépressives qui ressentent le sommeil comme une perte de contrôle, voire un équivalent de la mort.

Si n'importe quelle action peut être vue comme un mécanisme de défense, nous ne pouvons évidemment pas tous les citer ici[1] ! Nous n'en étudierons donc que quelques-uns, qui nous permettront de mieux comprendre la manière dont nous nous débarrassons parfois de nos pulsions.

La substitution d'objet[2]

Si l'expulsion de la pulsion va à l'encontre des valeurs morales de l'individu, son inconscient peut changer l'*objet* de la pulsion. Lors d'une dispute conjugale par exemple, nous pouvons casser des assiettes plutôt que de casser la figure de notre partenaire. Un enfant qui voudrait frapper son petit frère, mais qui aurait peur de perdre l'amour de sa mère, peut s'en prendre à son nounours sans risque de représailles. La pulsion trouve ainsi un chemin d'évacuation sans s'opposer aux exigences morales du surmoi ou de l'idéal du moi.

> Le petit Hans était le fils d'un élève de S. Freud, qui vivait à Vienne au début du siècle dernier. Vers l'âge de cinq

---

1. Le lecteur qui désire approfondir sa connaissance des mécanismes de défense peut consulter l'ouvrage *Le Moi et les mécanismes de défense* d'Anna Freud, ou encore *Les mécanismes de défense* de S. Ionescu, M.-M. Jacquet et C. Lhote.
2. Le terme *objet* est à prendre dans le sens expliqué au chapitre « La structure de la pulsion ».

ans, il ressentit une forte angoisse devant le grand
« faire-pipi[1] » des chevaux, nombreux dans les rues à
cette époque, et ne voulut plus sortir de chez lui, car il
craignait de se faire mordre.

Le cas du petit Hans a été étudié par S. Freud dans le cadre
de la phobie[2]. L'enfant cherchait inconsciemment à se libérer de ses pulsions d'angoisse. Sans doute nourrissait-il des
sentiments paradoxaux envers son père à l'approche de son
Œdipe :

* d'une part le besoin d'aimer et de ressembler à ce père
  qui avait su séduire sa mère (pulsion d'amour) ;

* d'autre part le désir insupportable de prendre sa place
  (pulsion de haine).

Or cette haine se transforme vite en angoisse : imaginez que
le père, ce géant, devine les intentions de l'enfant ! Quelle
serait sa réaction ? Quelle punition attendrait alors le petit
garçon ? Hans, plutôt que de tuer son père puis de se crever
les yeux[3], réussit un formidable déplacement d'une partie
de ses pulsions en développant la phobie des chevaux. Pour
pouvoir continuer d'aimer son père, il détourna sa haine et
son angoisse vers les équidés.

---

1. C'est la mère de Hans, très gênée de nommer le sexe de son fils, qui
   l'appelle un *faire-pipi*.
2. FREUD S., « Analyse d'une phobie d'un petit garçon de cinq ans : Le
   petit Hans », in *Cinq psychanalyses*.
3. Comme le fit Œdipe, voir dans la partie 3 « *Œdipus Rex* ».

Dans son cas, les mécanismes de défense utilisés sont le changement de la pulsion de haine en pulsion d'angoisse, puis une substitution d'*objet* : l'« *objet* père » est remplacé par l'« *objet* cheval ». La pulsion d'amour, n'entrant pas en conflit avec le surmoi, peut être projetée vers le père, tandis que les pulsions de haine, « interdites », sont transformées en pulsions d'angoisse et projetées vers le cheval. Cette répartition conduit le petit Hans à recouvrer un état relativement serein tant qu'il n'est pas confronté aux chevaux. Ce n'est que lorsqu'il renonce à la place convoitée auprès de sa mère et à son agressivité envers son père que son angoisse s'apaise et que sa phobie disparaît naturellement.

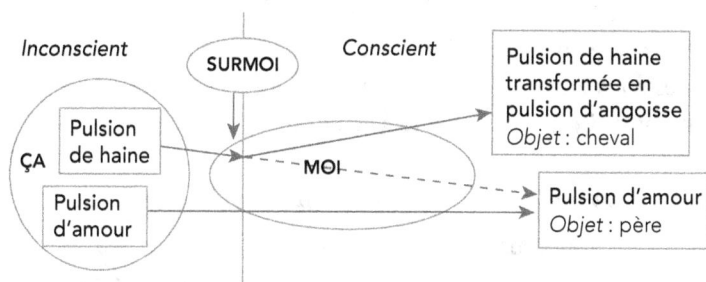

Le *but* d'une pulsion peut également être modifié.

Les pulsions sexuelles peuvent par exemple être redirigées vers des buts créatifs, ou les pulsions agressives vers le sport. Le *but* de la pulsion est alors déplacé vers des objectifs plus acceptables par le surmoi : dans ce cas, l'énergie est évacuée sans risque de culpabilisation.

> Quand Romain et Amélie se séparent après plusieurs
> mois d'une relation tumultueuse, le jeune homme rentre
> chez lui et crée un énorme bouquet de fleurs pour s'occu-
> per les mains et l'esprit.
>
> Peu à peu, il se perfectionne, prend des cours, et y passe
> de plus en plus de temps. En s'adonnant à sa passion,
> l'ikebana, il exprime toute sa sensibilité et son amour
> éconduit. Le déplacement de sa pulsion amoureuse vers
> un acte créatif lui évite la dépression.

Quand France perd le contrôle d'elle-même et gifle sa fille,
il s'agit peut-être d'un déplacement. À qui aurait-elle voulu
s'en prendre à l'origine ? La question que devra travailler
France, si elle entame une thérapie, est la suivante : quelle
est la place et l'importance de l'enfant dans ses représenta-
tions internes pour qu'elle puisse détourner si facilement sa
violence contre sa fille ? De là dériveront de nouvelles
questions : quelle place lui a-t-on donné quand elle était
enfant ? À qui en veut-elle à ce point ?

Le renversement de la pulsion en son contraire

Si la pulsion peut changer de *but* ou d'*objet*, elle peut aussi
être retournée en son contraire. « La transformation d'une
pulsion en son contraire ne s'observe que dans un cas, celui
de la transposition de l'amour en haine. Amour et haine se
dirigeant très souvent simultanément sur le même objet,
cette coexistence fournit aussi l'exemple le plus important
d'une ambivalence de sentiments[1]. »

---

1. FREUD S., « Pulsions et destins des pulsions », *op. cit.*

La colère peut être également une des phases du deuil ou d'un processus de séparation : il est, semble-t-il, « pratique » pour certains de haïr la personne qu'ils ont aimée puis perdue.

Les formations réactionnelles

Les formations réactionnelles sont des traits psychologiques de sens contraire au désir originel.

> La mère de Tom lui dit : « Fais-moi plaisir, fais caca dans le pot ! » Pour la première fois de sa vie, Tom va pouvoir produire quelque chose qui fera plaisir à sa mère. Évidemment, quand il a fini, il veut voir à quoi ressemble ce trésor apparemment tant attendu, le prendre dans ses mains et éventuellement y goûter. Alors, sa mère s'écrie : « Non ! Surtout pas ! C'est caca… » Elle s'empare du cadeau qui aurait, selon ses dires, dû lui procurer tant de joie et le jette dans les toilettes.
>
> Tom reste avec son désir de toucher au bonheur de sa mère et culpabilise en même temps de désirer ce nouvel interdit. Chaque fois qu'il va à la selle, il retient son envie de prendre ses excréments, et réclame même de se laver les mains, comme pour se laver de son désir.
>
> Adulte, à la moindre contrariété, Tom éprouve le besoin de se laver les mains de façon compulsive.

Évidemment, cet incident dans la vie de Tom, lors de son accession à la propreté, ne suffit pas à expliquer son trouble obsessionnel du comportement. Toutefois, il est probable que son besoin d'extrême propreté (sa phobie du sale) se soit formé en réaction à ses désirs scatophiles.

> Jacques a passé deux ans auprès de Pierrette, son amie. Quand cette dernière allait mal, elle n'hésitait pas à le culpabiliser, à l'insulter ou à l'humilier devant ses amis. Quand

elle allait bien, elle redevenait très séduisante et expliquait à son amant qu'il était l'homme de sa vie, son « évidence »[1].

Lorsque enfin ils se séparent, Jacques, qui nourrissait un amour très fort et inconditionnel pour sa compagne, devient haineux et se retient de lui faire payer tout le mal qu'elle lui a fait.

Lors d'une séance, son psychanalyste évoque le retournement de son amour en haine, mais Jacques refuse cette explication : « Je n'ai jamais cessé d'aimer Pierrette, simplement mon amour pour elle est synonyme de souffrance pour moi, car il risque de me ramener vers elle, et elle est allée beaucoup trop loin, j'en ai conscience aujourd'hui. »

Jacques efface donc le numéro de téléphone de Pierrette pour ne pas être tenté de la recontacter. Quand celle-ci cherche à le joindre, il lui répond avec une telle violence qu'elle finit par ne plus l'appeler. Il adopte ainsi ce qu'il appelle la « stratégie du hérisson ». Dans la mesure où la présence de Pierrette le met en danger, il développe de l'agressivité à son égard pour se protéger d'elle. Sa carapace, ses épines sont à la hauteur de l'amour qu'il ressent en réalité pour elle. Ce n'est que beaucoup plus tard, quand ses sentiments commencent à décroître, que Jacques peut pardonner en secret à Pierrette. Encore aujourd'hui, même s'il n'a plus besoin de sa haine pour se préserver, il ne prend pas le risque de la fréquenter…

Jacques a subi tant d'agressions, de culpabilisations et d'humiliations de la part de sa compagne qu'il ne supporte plus rien d'elle. Désormais, même si elle l'appelle et ne lui dit que des phrases anodines, il la repousse avec agressivité. Il se comporte avec elle comme elle le faisait avec lui à l'origine.

---

1. Voir *Les pervers narcissiques* du même auteur.

Il a raison quand il réfute l'explication de son psychanalyste :
il ne s'agit pas ici d'un renversement de la pulsion en son
contraire mais d'une formation réactionnelle. Il la rejette
uniquement pour se protéger du mal qu'elle pourrait lui
faire.

Les formations réactionnelles peuvent être temporaires,
comme dans le cas de Jacques, ou durables (elles deviennent
alors des traits de caractère à part entière), comme dans celui
de Tom.

La fantasmatisation des pulsions

Les mécanismes purement intellectuels font partie des
mécanismes de défense qui ne conduisent pas à l'évacuation
des pulsions. Dans la fantasmatisation de la pulsion, la personne revit de façon récurrente la scène génératrice
d'angoisse, souvent en se donnant le beau rôle.

> Après s'être fait agresser par son chef de service sans
> avoir été capable d'émettre un son, Salvador revit la
> scène une fois de retour chez lui. Il s'imagine alors en
> train de dire à son supérieur tout le mal qu'il pense de lui.

Dans son fantasme, Salvador est à son avantage, mais ce
mécanisme de défense est coûteux en énergie et ne lui fait
pas évacuer son angoisse d'abandon (si son chef de service le
sermonne tant, c'est qu'il risque d'être licencié, donc
« abandonné » par l'entreprise). Si Salvador entamait une
analyse, il serait certainement amené à parler des événements qui, dans son histoire, l'ont amené à préférer intellec-
tualiser ses problèmes plutôt que de les exprimer.

L'intellectualisation, la dénégation – que nous verrons plus loin – et les autres mécanismes de type obsessionnel mettent à distance le problème en pensée, mais sans vraiment le gérer. Les personnes à tendance obsessionnelle, par leurs rationalisations, pensent sans cesse à ce qui les préoccupe sans toutefois choisir de moyen de s'en dégager. De plus, les problèmes évoqués en pensée sont rarement les vrais problèmes : ceux-là, qu'une difficulté fait ressortir, sont bien souvent reliés à l'enfance.

L'annulation

Les mécanismes de type « expiatoire », comme l'annulation, rassurent et conduisent à se libérer de quelques tensions. Il nous arrive tous d'en utiliser parfois : qui n'a jamais « touché du bois », afin d'« effacer » une parole prononcée ou une pensée anxiogène qui s'est imposée à lui ? Cet acte expiatoire aurait la possibilité d'annuler la parole ou la pensée visée…

À l'extrême, comme dans le cas de Tom qui passe beaucoup de temps à se laver les mains, ce mécanisme est un de ceux à l'origine des troubles obsessionnels du comportement (TOC). Une personne souffrant de ces troubles peut passer des heures sous la douche, s'assurer dix fois que chacune des portes de sa voiture est fermée, examiner continuellement le contenu de sa boîte aux lettres ou de son sac à main… Ces vérifications la rassurent et l'angoissent tout à la fois, car elle a bien conscience que son comportement est « anormal ».

Les phobies d'intention font aussi partie des mécanismes obsessionnels. Les personnes qui en souffrent ont peur de perdre le contrôle d'elles-mêmes et de se laisser aller par exemple à une pulsion agressive (comme insulter leur patron, leur beau-père ou maltraiter leur enfant). Cette seule idée est à l'origine d'une grande angoisse chez elles, même s'il est pourtant peu probable qu'elles commettent l'acte qu'elles redoutent.

L'hystérisation de la pulsion

L'hystérisation d'une pulsion consiste à l'expulser de manière physique, *via* une crise de fou rire, une crise de larmes ou une crise de nerfs par exemple.

Longtemps, si les caractères obsessionnels apparaissaient comme masculins, l'hystérie[1] était attribuée aux femmes, peut-être plus habituées à mettre leur corps en scène par le maquillage et les choix vestimentaires. En effet, la personne hystérique met généralement son corps en avant : elle peut par exemple s'évanouir quand un problème se présente. À l'extrême, comme dans les cas que décrivait S. Freud lorsqu'il travaillait avec Jean Martin Charcot à l'hôpital de la Salpêtrière, l'individu peut une fois à terre mimer des scènes érotiques. Quand il se « réveille », il ne se souvient de rien, mais se sent bien plus détendu.

Certaines manifestations de l'hystérisation comme les fous rires sont bien agréables, même si elles peuvent néanmoins nous mettre parfois dans l'embarras. Qui n'a jamais été pris d'une hilarité irrépressible lors d'un enterrement ou d'une cérémonie très sérieuse ?

---

1. La racine du mot « hystérie » est *utérus*.

Annie et Estelle assistent à l'enterrement de leur chef de service, avec qui elles s'entendaient bien. Quand le directeur de l'entreprise, connu pour son caractère difficile – il ne s'entendait pas avec la défunte –, vient jeter une fleur dans la fosse, glisse et manque de tomber dans le trou, Estelle et Annie entament un fou rire qui ne les quittera plus avant la fin de la cérémonie.

Plus on les regarde de travers et plus elles rient, entraînant avec elles certains de leurs voisins. Bientôt, l'assemblée se divise en deux : ceux qui sont choqués et ceux qui se retiennent de rire.

L'hilarité d'Annie et Estelle ne traduit pas un manque de respect vis-à-vis de leur collègue, qu'elles aimaient beaucoup. Leur fou rire est juste un moyen de se libérer d'une grande partie de leurs tensions liées à leur tristesse, à la gravité du moment et à leur sentiment d'hostilité envers le directeur.

Le déni

Le déni est un mécanisme de protection du psychisme qui oblige au refus de la réalité, qu'il s'agisse d'événements extérieurs ou de sentiments.

Tout le monde peut avoir recours au déni de manière temporaire. Il peut arriver que nous dénions avoir prononcé certaines paroles : « Je n'ai jamais dit ça... » Par ailleurs, lorsqu'on nous annonce une catastrophe ou la perte d'un être cher, notre première réaction peut être le refus pur et simple de la réalité : « Ce n'est pas vrai... Je ne peux pas le croire ! » L'information est alors « expulsée », comme si elle n'existait pas. Bien sûr, après l'avoir rejetée, nous finissons par l'intégrer et nous entamons le deuil nécessaire. C'est ce qui nous distingue de certaines pathologies, dans lesquelles le déni peut être entretenu indéfiniment.

Les pervers peuvent aussi dénier leurs propres affects, ou la loi. Quand un pervers sexuel est démasqué, il explique par exemple que s'il a agressé une femme, c'est parce qu'elle était séductrice ou parce qu'elle portait une minijupe. Par conséquent, lui n'est pas responsable de ses actes, c'est sa victime la coupable.

Un parent violent envers son enfant peut utiliser l'adage « qui aime bien, châtie bien » pour justifier sa conduite. Il reconnaît le fait de frapper son enfant, mais le déni s'opère quant à l'origine de sa violence : l'adulte fait croire qu'il frappe son enfant non pas pour assouvir des pulsions agressives, mais parce qu'il l'aime. Il évite ainsi la culpabilité en déniant sa responsabilité.

La dénégation

La dénégation ne doit pas être confondue avec le déni. Dans la dénégation, le fait d'avoir prononcé une parole peut par exemple être reconnu, mais c'est son sens qui sera dénié : « Oui, j'ai bien dit cela, mais je ne le pensais pas... » Dans ce cas, la dénégation permet à l'auteur de ces dires d'éviter la culpabilité qui leur est liée.

Certaines personnes reviennent systématiquement sur leurs propos comme pour « annuler » ce qu'elles viennent de dire[1] : « Je n'aime pas ma fille quand elle fait ça. Enfin, je ne veux pas dire que je ne l'aime pas... » Cela peut être dû à leur enfance, durant laquelle chaque parole qu'elles pronon-

---

1. Voir le cas de Lætitia dans la partie 3 « Zoom sur nos dysfonction-nements ».

çaient pouvait être retenue et retournée contre elles. C'est donc pour se protéger contre d'éventuelles représailles, génératrices de pulsions d'angoisse, qu'elles pratiquent ensuite la dénégation.

Le clivage et l'identification projective

Nous sommes par essence clivés, ne serait-ce qu'en raison de l'existence d'une sphère psychique consciente et d'une autre inconsciente. Néanmoins, si le clivage peut être vertical, comme sur les schémas présentés lors de l'étude des topiques, il peut aussi être horizontal et couper la personnalité en deux. Le cas le plus extrême est la dissociation de la personnalité. L'individu peut alors abriter plusieurs personnages qui ne se connaissent pas, comme le protagoniste du roman *Docteur Jekyll et M. Hyde*.

Sans en arriver là, nous pouvons cliver notre personnalité et être simultanément une « bonne » et une « mauvaise[1] » personne. Melanie Klein[2], psychanalyste anglaise, voit dans les premières relations du nourrisson à sa mère l'origine du clivage. Elle nomme l'objet avec lequel le nourrisson entre en relation « le sein », car à ce moment, il n'aurait accès qu'à une vision partielle de sa mère. Quand l'enfant appelle, le sein le rassure. Mais si le sein ne vient pas, il est à l'origine de l'angoisse grandissante du bébé. M. Klein parle alors de phase *schizo-paranoïde*. En projetant sur le sein tant attendu

---

1. Bonne et mauvaise sont entre guillemets, car il ne s'agit pas bien sûr d'un jugement, mais de l'impression que la personne a d'elle-même.
2. C'est une des premières psychanalystes à avoir travaillé avec des petits enfants.

ses pulsions de haine, l'enfant pourrait fantasmer de le détruire, ce qui serait à l'origine d'une grande angoisse. Alors il imagine deux objets : l'un bon (le sein qui rassure), l'autre mauvais (le sein qui, par son absence, l'angoisse). Ainsi, il projette sur l'extérieur son clivage intérieur (on parlera alors de *clivage de l'objet*).

Pour ne pas avoir à se confronter à nos pulsions de mort, et pour éviter un trop grand clivage interne, nous pouvons procéder à un clivage d'objet. Un individu raciste clive par exemple l'objet *société* en deux : les « gentils » qui lui ressemblent, et les « méchants étrangers » sur lesquels il peut projeter ses pulsions de haine et son image négative de lui-même sans risquer d'être rejeté par les siens. Le racisme, qu'il soit racial, social ou sexuel, permet à l'individu de garder un relatif équilibre, malheureusement aux dépens des autres.

Le clivage, s'il évite à certains d'entrer en dépression, est malgré tout à l'origine d'une grande angoisse.

Quand Monique rencontre Alain, elle lui explique qu'elle a d'abord cru que son « ex » était quelqu'un de bien. Aujourd'hui, elle sait que ce n'est qu'un « monsieur-tout-le-monde », et qu'Alain, lui, est formidable. Quand elle se sépare d'Alain, elle explique à Franck qu'elle aimait Alain, mais qu'elle n'appréciait pas son corps. Franck, au début si formidable, s'avère être un « individu pervers ». Quand Monique rencontre Stéphane, elle lui explique que son ancien amant est un pervers, mais que lui est merveilleux...

Monique est clivée, elle projette sur ses anciens compagnons ses propres parts mauvaises (ce qu'elle pense inconsciemment d'elle-même), et sur son amant du moment ses parts bonnes (elle l'idéalise). Puis quand son histoire avec son « ex » commence à s'effacer de son esprit, elle projette sur la personne avec qui elle est ses bonnes et mauvaises parts alternativement, ce qui est à l'origine chez elle d'une grande angoisse : son ami peut être « un amour » le matin et « une ordure » le soir. Alors Monique cherche un nouveau compagnon pour recommencer : l'« ex » est mauvais et le nouveau est bon.

L'évolution psychosexuelle de l'enfant

Pour nous protéger de dangers extérieurs et de désirs intérieurs inadaptés et pouvoir évacuer les tensions, nous utilisons les mécanismes de défense étudiés précédemment. Les choix inconscients de tel ou tel mécanisme ne se font pas au hasard, mais en fonction de notre évolution infantile. La plupart d'entre eux se sont mis en place durant notre petite enfance, de la naissance à six ans environ. Selon S. Freud, « tout se joue avant six ans » et « l'enfant est le père de l'homme ».

Plus la structure psychique que nous avons développée durant notre petite enfance est équilibrée, plus nous pourrons faire face à un conflit ; plus nous aurons éliminé nos angoisses de l'enfance, plus nous serons capables d'accueillir de nouvelles tensions. Voyons comment se structure notre psychisme au cours de nos premières années. Les principaux stades que nous pouvons repérer sont les stades oral et anal, puis le stade phallique lié au complexe d'Œdipe. Notre personnalité est plus ou moins constellée de traits de caractère empruntés à chacune de ces périodes. Nous parlerons de personnalité orale, anale ou phallique lorsqu'un individu s'est attardé particulièrement à l'une des périodes correspondantes[1].

---

1. Voir « La fixation et la régression » plus loin.

La pulsion orale

La phase orale

Nous l'avons vu lors de l'étude des topiques, à l'origine n'était que le ça. Quand le nourrisson a un besoin, il exige d'être satisfait dans l'instant. La non-réponse à ses besoins fait grandir en lui son angoisse, qui est proportionnelle au danger encouru (si personne ne répondait à ses attentes, il mourrait rapidement). Ainsi, les premières pulsions de la vie sont des pulsions de faim et des angoisses de mort.

Les premiers rapports au monde se font par la tétée et par les cris, aussi S. Freud nomme-t-il cette phase de la vie, la *phase orale*. Elle s'étend de la naissance à un an environ. Les zones érogènes, celles par lesquelles s'expriment les pulsions et qui amènent au plaisir, sont la bouche et les lèvres.

Le psychanalyste Karl Abraham reprend les travaux de S. Freud et précise deux phases : un stade oral précoce et un stade oral tardif.

* Durant le *stade oral précoce*, l'enfant ne se distingue pas du monde qui l'entoure, « pour lui le sein de la mère n'est qu'une partie de lui[1] ». Ainsi, il est le monde, et le monde est lui. Dès les premières frustrations, il découvre cependant sa dépendance et comprend qu'il existe des objets extérieurs à lui, qui ne sont donc pas lui (on parle aussi de *phase objectale*). Petit à petit, l'enfant réalise qu'il n'est pas tout et accède à l'altérité.

---

1. KLEIN M. et RIVIÈRE J., *L'Amour et la Haine*.

- *Le stade oral tardif* correspond à l'apparition des dents et au sevrage (il est aussi appelé *stade sadique oral* ou *stade oral cannibalique*). Durant cette période, l'enfant aime mordre. La morsure correspond pour lui à un désir d'incorporation, il s'agit donc plus d'une recherche de socialisation que d'un désir de faire mal. Le bébé a plus ou moins intégré l'existence d'objets « non-lui », donc l'existence d'un autre. Toutefois, il ne connaît que ce que ses sens lui indiquent. Aussi pleure-t-il si sa mère sort de la pièce, car rien ne lui démontre qu'elle existe toujours. De plus, encore fortement identifié à elle, il pense qu'elle porte en elle quelque chose de lui. Ce serait donc une angoisse de morcellement qui l'étreindrait lorsqu'elle disparaît. Pour ne plus l'éprouver, l'enfant doit intégrer l'image de sa mère : même lorsqu'elle est absente, il peut ainsi vérifier sa présence au-dedans de lui. Mais cette évolution ne se fait que plus tard, quand il est capable de se reconnaître lui-même dans une glace, stade que Jacques Lacan nomme le *stade du miroir* (vers dix-huit mois environ).

M. Klein reprend les travaux de S. Freud et de K. Abraham. Elle dégage d'abord une phase *schizo-paranoïde* que nous avons déjà étudiée pour comprendre le clivage. Selon elle, l'enfant doit faire face à :

- des pulsions d'amour formidable pour le sein qui le nourrit et le rassure ;

- des pulsions de haine tout aussi puissantes pour le sein qui le torture par son absence et qui est donc responsable de son angoisse ;

- des pulsions d'angoisse de dissociation dues à ce clivage amour/haine.

Pour le nourrisson, il existe donc deux objets partiels : le bon sein qui rassure et le mauvais sein qui persécute. Cette distinction lui permet de projeter ses pulsions de haine sur l'un et ses pulsions d'amour sur l'autre.

M. Klein identifie ensuite une deuxième phase qu'elle nomme *dépressive*, durant laquelle l'enfant accède progressivement à l'altérité. Il se trouve alors en butte à ses pulsions paradoxales d'amour et de haine. Pour ne pas risquer de perdre sa mère, il garde sa haine en lui. Cette pulsion morbide, tournée contre lui-même, est à l'origine de sa « dépression ». Cette phase dépressive est surmontée si la mère est vécue comme suffisamment bonne et rassurante. Le « bon objet » est alors incorporé durablement, et l'enfant peut continuer son évolution.

La personnalité orale

Les mécanismes de défense utilisés par le nourrisson sont, nous l'avons vu, le clivage et la projection de ses pulsions, mais aussi une forte propension à l'incorporation (identification primaire). En effet, par la tétée, l'enfant pense incorporer le monde qui l'entoure. De plus, il désire rester en fusion avec l'objet aimé, être comme lui. Par ailleurs, la mère est très préoccupée par les besoins de son nouveau-né durant ses premiers mois, aussi n'a-t-il généralement que le temps de penser son désir pour que celui-ci se réalise.

Il suffit de voir un nourrisson pour comprendre ce qu'est une personnalité orale. Cette dernière exige d'être satisfaite dans l'instant, elle ne supporte pas d'attendre. Si on ne répond pas immédiatement à ses désirs, elle hausse facilement la voix. C'est aux autres de la comprendre ; elle dira par exemple : « Je ne devrais pas avoir à te le demander… Tu devrais savoir que… »

La *pensée magique* est un des traits marquants des personnalités orales : elles croient qu'il suffit de penser à un événement pour qu'il se produise. Enfants, nous avions effectivement parfois juste à désirer le sein pour qu'il apparaisse comme par magie.

> Quand Colette rencontre Victor, un médecin, elle l'idéalise complètement. Le début de leur histoire d'amour est passionnel, elle écrit à son amant : « Tu es l'homme idéal, les chevaux ont tous une tache, ce qui permet de les reconnaître. Toi tu es sans tache, tu es parfait… »
>
> Puis Colette, qui vivait avec mari et enfants sous le toit de ses propres parents, prend un appartement et attend que son nouveau compagnon emménage avec elle. Comme il ne peut la rejoindre immédiatement pour des raisons professionnelles, elle se retrouve souvent seule et angoisse. Alors, elle se « venge » régulièrement sur sa bouteille de rhum.
>
> Au bout de quelques semaines, elle finit par retourner auprès des siens, tout en maudissant son amant et en expliquant à qui veut l'entendre combien celui-ci l'a déçue. Colette ne peut comprendre qu'il aurait fallu du temps à Victor pour s'organiser, elle s'imagine qu'il lui suffisait de vouloir cet emménagement pour qu'il ait lieu une semaine plus tard.

La personnalité orale évolue dans la toute-puissance de ses désirs : refuser d'y répondre reviendrait à l'en castrer. Aussi celui qui la satisfait est-il un être merveilleux, tandis que celui qui se refuse à la combler devient rapidement un être mauvais. Le clivage étant un de ses mécanismes principaux, la personnalité orale est dans le « tout bon » ou « tout mauvais ». Elle regrette un idéal perdu, tout en pensant que cet idéal ne manquera pas de lui revenir.

Souvent, lors d'une rencontre amoureuse, la personnalité orale idéalise son partenaire. Néanmoins, le compagnon n'étant pas capable de satisfaire l'intégralité de ses besoins, il sera ensuite descendu de son piédestal, passant du statut d'« être merveilleux » à celui d'« être banal », puis d'« être détestable ». Le lien à l'autre peut se résumer en : « Je t'aime ou je te hais. »

L'hystérisation de la pulsion, la projection et la pensée magique sont des mécanismes de défense typiques des personnalités orales.

La pulsion anale

La phase anale

L'énergie sexuelle s'exprime par les zones érogènes, ces endroits de la peau ou des muqueuses qui donnent des sensations de plaisir lorsqu'ils sont sollicités. Si les premières zones érogènes se situaient au niveau de la bouche chez le nourrisson, elles vont se déplacer vers l'anus à partir de la fin de la première année.

Ce nouveau plaisir ne sera pas le seul bénéfice de la période anale. L'enfant peut, en accédant ou pas à ce qui semble être le désir de son parent, le manipuler. Il découvre en sortant de la pensée magique une nouvelle forme de pouvoir, le contrôle de soi et de l'autre. De plus, pour la première fois de sa vie, il peut offrir un cadeau à son parent, cadeau qu'il a de surcroît lui-même produit. Sur le chemin de l'altérité, en découvrant ses excréments, l'enfant accède à l'ambivalence[1] en créant un objet qui provient de son corps : cet « objet-moi » devient un « objet non-moi ».

Là encore, Karl Abraham identifie deux phases :

- le *stade anal précoce*, prédominé par le plaisir de l'expulsion ;
- le *stade sadique-anal*, avec une tendance à la rétention.

Le stade sadique-anal correspond à la résolution de la période durant laquelle l'enfant comprend qu'il existe des objets « non-moi ». Lorsqu'il perçoit enfin objectivement ces objets, il tente de les détruire. Cette pulsion est une tentative pour se séparer de l'objet, tout en gardant une emprise sur lui[2].

> À cinq mètres d'une buvette, en pleine forêt de Sologne, arrivent une jeune mère et son bambin âgé d'un peu plus d'un an. Tout à coup, l'enfant s'écrie : « Maman, caca ! » La mère, prise de panique, part en courant. L'enfant réalise alors qu'il est seul et se met à pleurer très fort. Sa mère revient avec un pot de chambre et l'installe par terre. L'enfant s'assoit dessus, tandis que sa mère attend à côté de lui. Pourtant, rien ne se passe... Cinq minutes plus tard, toujours rien...

---

1. L'acquisition de l'ambivalence (amour/haine, objet moi/objet non-moi), c'est-à-dire de l'altérité, va obliger l'enfant à mieux gérer ses pulsions en fonction de son environnement.
2. WINNICOTT D. W., « Objets transitionnels et phénomènes transitionnels », in *De la pédiatrie à la psychanalyse*.

La veille, l'enfant et sa mère étaient déjà venus à la buvette : la jeune femme avait rencontré des amis et délaissé son fils. Aujourd'hui, celui-ci a compris que, tant qu'il ne « ferait » pas dans le pot, il tiendrait sa mère à sa disposition. Effectivement, elle reste à ses côtés et se consacre à lui...

L'enfant fait ainsi l'apprentissage de son pouvoir sur l'autre. Durant cette même période, il commence à se reconnaître dans le miroir (c'est le *stade du miroir*, ou *phase narcissique*). Il vérifie son existence dans le regard de l'autre, en même temps qu'il apprend son nom (autour de dix-huit mois). Il commence aussi à dire non.

La personnalité anale

Quand Monique ressent une angoisse, elle appelle son compagnon et le menace : « Dis-moi que tu m'aimes ! Sinon, je sors en discothèque ce soir, et je pourrais bien me laisser tenter par quelqu'un d'autre... » Alors son amant lui dit qu'il est très amoureux d'elle. Rassurée quant à sa capacité à le contrôler, Monique s'apaise. Puis, lorsque de nouveau elle ressent une angoisse, elle tente encore de le manipuler, revenant toujours sur le thème de l'abandon ou de l'infidélité (ce sont en réalité ses propres angoisses qu'elle projette).

Alors qu'elle le menace une nouvelle fois, son compagnon finit par la prendre au mot : « Va danser et trouve-toi quelqu'un d'autre ! De toute façon, tout est fini entre nous ! »

Monique sombre dans la dépression jusqu'à ce qu'elle trouve un nouvel objet lui permettant d'en sortir. Auparavant, elle se venge en humiliant son ancien compagnon auprès de ses proches.

Il y a un trait sadique certain chez la personnalité anale (on peut dire que Monique « torture » son compagnon), qui peut être refoulé ou déplacé.

Ce qui prédomine chez la personnalité anale est le besoin de maîtrise, apprentissage qui se fait durant la petite enfance par le contrôle des sphincters, puis de l'entourage. Elle cherche à contrôler son entourage pour ne pas être elle-même maîtrisée.

La personnalité anale semble penser qu'il faut posséder pour être. Elle a donc tendance à la rétention et trouvera un certain plaisir à collectionner et à conserver, qui peut tendre vers l'avarice.

Les personnes effectuant des fixations trop fortes sur cette période de l'évolution de l'enfant peuvent basculer vers l'obsession (celle de la propreté par formation réactionnelle aux désirs scatophiles par exemple). Elles jouissent de manipuler leurs pensées comme elles manipulent leur entourage, et comme elles auraient aimé manipuler leurs excréments : la pensée est érotisée.

En amour, la personnalité anale dirait : « Je t'aime, donc je te contrôle... »

Les mécanismes de défense intellectuels, comme la fantasmatisation de la pulsion, la rationalisation ou la dénégation, sont typiques des personnalités anales.

La personnalité narcissique

Quand Clarence apprend que son mari la trompe, elle exige à contrecœur le divorce. Un mois plus tard, pendant ses vacances, elle adopte un comportement très séducteur auprès de ses amis. Peu de temps après, elle rencontre Christian et comprend que c'est l'homme de sa vie. Rapidement, il se révèle assez destructeur : quand Clarence se rapproche de lui, il la dévalorise ; quand elle s'éloigne, il la rappelle à ses côtés.

Gérard, un très bon ami, dénonce auprès de Clarence l'aspect pervers du caractère de Christian. Gérard et Clarence ont alors une aventure et Clarence tombe très amoureuse. C'est décidé, elle veut vivre avec son nouvel amant et avoir un enfant de lui. Toutefois, ils se sont rencontrés sur le lieu de leurs vacances et leurs résidences sont très éloignées… Gérard lui signifie à la fin de l'été que leur relation est terminée. Clarence est très inquiète, elle répète à tout va qu'elle finira seule. Quinze jours plus tard, elle rencontre Romano et se met en ménage avec lui.

Clarence a tellement peur de l'abandon et de l'isolement qu'elle ne peut accepter la douleur due à son divorce. Elle ne prend pas le temps de vivre une période de solitude qui lui permettrait de se restructurer et de faire le point. L'autre doit devenir à tout prix l'idéal manquant, il doit absolument combler le vide, empêcher l'angoisse liée à la séparation et lui renvoyer l'image qu'elle attend.

Si la personnalité anale a besoin de posséder pour être, la personnalité narcissique est dans le paraître. Elle est en quête d'attention constante. Elle essaye sans cesse de capter le regard des autres, qui la rassure. Souvent égocentrique, elle montre une certaine labilité émotionnelle, et change facilement d'attitude, de voix et parfois même d'accent ou de façon de s'exprimer selon son public.

Si elle affiche sa sexualité, elle a beaucoup de mal à entretenir une relation durable et cherche à éviter les relations authentiques. Elle tente en permanence de séduire, mais ne parvient pas à dépasser cette étape.

La personnalité narcissique peut aussi avoir des comportements grandioses. Elle se place alors au-dessus des autres, et a besoin d'être admirée comme un être exceptionnel. Rapidement autosatisfaite, elle manque de modestie et le fait sentir à son entourage. Elle surestime ses qualités et sous-estime ses erreurs, ce qui peut entraîner des situations d'échec et des difficultés relationnelles. De plus, elle ne comprend pas les sentiments de son entourage, qui n'est là que pour la servir. N'ayant aucune considération pour les autres, elle se retrouve souvent seule.

Sa surestimation d'elle-même cache pourtant une forte tendance dépressive qu'un échec risque de faire ressurgir. Ainsi, malgré les apparences, les personnalités narcissiques sont des personnes fragiles. Elles ont en réalité une mauvaise image d'elles-mêmes et sont souvent en attente de conseils, de suggestions. Très émotives, mais d'humeur changeante, elles peuvent avoir des comportements manipulatoires (chantage au suicide) et nymphomanes. Généralement porteuses d'une angoisse d'abandon, elles peuvent basculer vers la dépression et l'anxiété si elles se sentent rejetées.

En amour, la personnalité narcissique dirait : « Je t'aime parce que tu me renvoies une bonne image de moi. »

La pulsion phallique

La phase phallique ou l'Œdipe

Évidemment, à la naissance, l'enfant n'a pas conscience de
posséder un sexe, et encore moins d'être une fille ou un garçon. Ce n'est que vers trois ans qu'il peut vraiment réaliser
la différence des genres (avant, S. Freud parle d'*universalité
du phallus*). Petit à petit, les zones érogènes se déplacent et
s'installent vers les zones urétrales (le pénis chez le petit
garçon et le clitoris chez la petite fille), et les enfants commencent à imaginer la vie amoureuse des grandes personnes. Ils vont peu à peu entrer dans le fantasme que nous
appelons l'*Œdipe*[1]. Il est important de comprendre que cette
étape, si elle est dépassée, est structurante pour l'enfant.

Œdipus Rex

Le roi Laïos vient d'avoir un bébé de sa femme Jocaste,
quand un oracle lui prédit que son fils le tuera et prendra sa
place. Pour éviter que ne s'accomplisse la prédiction, Laïos
demande à un soldat d'emmener l'enfant dans la montagne,
de le tuer et de rapporter son cœur comme preuve de sa
mort. Une fois sur les lieux, le soldat ne peut se résoudre à
tuer le garçon. Il l'attache alors à un arbre en le pendant par

---

1. L'Œdipe n'est en aucun cas un fantasme familial, c'est le fantasme
   d'un seul individu : l'enfant. Toute interaction de l'adulte (désir,
   jalousie…) est à mettre du côté de l'inceste ou de l'incestuel (l'incestuel est fait de non-dits, l'inceste de passages à l'acte) et empêche
   tout renoncement et donc toute structuration ultérieure (voir
   L'inceste et l'incestuel, de P.-C. Racamier).

le pied[1], pensant qu'il sera dévoré par les loups. Ensuite, il tue une biche et rapporte son cœur au roi Laïos.

Un berger recueille l'enfant, le nomme Œdipe et le ramène au roi de Corinthe, Polybe. Plus tard, c'est au tour d'Œdipe d'interroger un oracle. Quand celui-ci lui prédit qu'il tuera son père et prendra sa place, le jeune homme décide de quitter le pays et de se rendre à Thèbes pour laisser Polybe en paix.

Lors de son voyage, il rencontre un autre char qui exige le passage à la croisée de deux chemins. Tandis qu'Œdipe fait valoir sa priorité, le conducteur de l'autre char – qui n'est autre que le roi Laïos – fait valoir son âge[2]. Œdipe, impétueux, descend et le tue.

Sur son chemin, il rencontre le Sphinx. Ce dernier pose une énigme à chaque voyageur qu'il croise et dévore ceux qui ne savent pas lui répondre, bloquant ainsi tout accès à Thèbes et notamment l'arrivée des vivres et autres marchandises. Il demande à Œdipe : « Quel est l'animal qui marche à quatre pattes le matin, sur deux le midi et avec trois le soir ? » Ce dernier lui répond : « L'homme : enfant, il marche à quatre pattes, adulte sur ses deux jambes et âgé en s'appuyant sur une canne. »

Œdipe a vaincu le Sphinx ! Il le tue et entre alors à Thèbes où il est accueilli en héros pour avoir débarrassé la ville du

---

1. Œdipe signifie « œdème au pied ».
2. Là peut-être, à la croisée des chemins, se joue le sens de notre société. Qui a la priorité : la force de la jeunesse ou la sagesse de l'âge mûr ?

monstre. Pour le remercier, les habitants de la ville lui donnent pour épouse Jocaste, la reine veuve (avec qui il aura
quatre enfants), le faisant ainsi roi.

Néanmoins, après qu'une vague de peste s'est abattue sur la
cité, les oracles prédisent que l'épidémie ne cessera que lorsque le roi Laïos sera vengé. Œdipe mène l'enquête et finit
par comprendre qu'il est l'assassin de son père et qu'il a
épousé sa mère. Il se crève alors les yeux, avant d'être chassé
de la ville par ses habitants. Jocaste, quant à elle, se suicide,
et leurs fils s'entre-tuent pour s'emparer du trône.

Quand un enfant réalise qu'il n'est pas une petite fille ou un
petit garçon, il pense perdre cette part de son identité. Il est
d'ailleurs intéressant de remarquer que de nombreux
enfants parlent de la mort à cet âge, même s'ils n'y ont
jamais été confrontés, comme si quelque chose était mort en
eux. C. G. Jung postule que nous ne perdons pas cette part
d'identité sexuelle inverse, mais que nous la refoulons. Il
nomme *Anima*, la part féminine de l'homme, et *Animus*, la
part masculine de la femme. Cette part refoulée que nous
pouvons sentir en nous serait peut-être à l'origine du sentiment de détenir une âme. Il nous appartiendrait d'intégrer
notre Animus ou notre Anima, afin qu'il ne soit plus désta-
bilisant.

Au stade phallique, à la recherche d'une place dans le
monde, l'enfant joue à l'adulte. Par identification, il
recherche la fusion avec sa mère. Elle est tout pour lui et il
voudrait être tout pour elle. De l'amour porté à sa mère et
du désir de fusion avec elle va naître un véritable désir
amoureux.

Or l'enfant réalise que sa mère le délaisse régulièrement pour aller retrouver un tiers (ce tiers peut être le père ou n'importe quel autre compagnon, mais aussi toute activité qui éloigne sa mère de lui). Il s'imagine alors que cet autre possède quelque chose que lui ne possède pas, car s'il la comblait, sa mère resterait avec lui. C'est cet objet qui a le pouvoir de retenir l'autre qui est appelé *phallus* en psychanalyse. L'enfant cherche alors à s'identifier à cet autre, espérant par là obtenir ce phallus qui lui manque pour se rapprocher de sa mère. Le père est alors aimé, voire désiré, pour ce pouvoir qu'il semble posséder.

Néanmoins, malgré cela, la mère retourne toujours aux côtés du père : l'amour et le désir pour le père se transforment alors en rivalité. L'enfant est terriblement angoissé, car il imagine la punition que pourraient envisager les adultes s'ils découvraient les sentiments qui l'habitent (son désir pour l'un de ses parents et sa détestation pour l'autre). Par ailleurs, il entend la loi, la prohibition de l'inceste et la nécessité de respecter les adultes. Même si cette loi peut être énoncée par la bouche de n'importe quel adulte, dans l'inconscient, elle est à mettre du côté du père[1] en psychanalyse.

---

1. Jacques Lacan voit trois pères à l'origine de la construction de notre psychisme : le père originaire qui nous a créé (père imaginaire), le père qui a posé la loi (père symbolique) et le père que l'on peut observer dans la réalité (père réel). On peut retrouver là le ça, le surmoi et le moi de la deuxième topique freudienne.

Face à l'angoisse citée précédemment, nommée *angoisse de castration*[1], l'enfant renonce à ses désirs et s'identifie à un de ses parents, le plus souvent le parent de même sexe qui possède de quoi séduire l'autre. Il « intègre » la loi, ce qui forme les bases de son surmoi. Les pulsions sexuelles de l'enfant, après avoir été refoulées, trouvent de nouvelles voies de dégagement en étant mises au service de l'apprentissage, du respect des valeurs morales, voire d'activités motrices comme le sport. De nouvelles valeurs apparaissent, comme la pudeur, le dégoût, le besoin du respect absolu des règles, etc.

Avec le déclin du complexe d'Œdipe commence la période de latence (autrefois appelée *âge de raison*). Les pulsions orales, anales et phalliques sont déplacées et mises au service de l'apprentissage, jusqu'à l'apparition de la puberté et de son pendant psychologique, l'adolescence, qui emmènent l'individu vers un nouveau stade : la génitalité.

La personnalité phallique

Il n'y a pas à proprement parler de personnalité phallique. Le trait phallique peut se repérer dans toutes sortes de personnalités, empruntant à la personnalité orale comme à la personnalité anale ou narcissique.

Il s'agit d'une recherche du phallus dans ses interactions avec le monde : la personnalité phallique cherchera à posséder une bonne situation, une grosse voiture, une belle maison,

---

1. Elle traduit la peur de perdre son sexe pour le petit garçon ou de perdre l'amour de sa mère pour la petite fille.

une apparence agréable, un conjoint valorisant, etc. À l'extrême, l'individu voudra être désiré par l'autre : là, il trouvera l'illusion de sa place retrouvée auprès de la mère.

En amour, il dirait : « Je t'aime si je suis ton désir le plus cher... »

> Jean-Claude est joueur de tennis classé. Il aime être admiré. Quand il rencontre Cathie, il la trouve jolie. Il est fier devant ses amis qu'elle reste dans les gradins à le regarder jouer. Mais comme Cathie s'ennuie et qu'elle le lui dit, il se sépare d'elle avant qu'elle ne le quitte et raconte à qui veut l'entendre qu'elle ne lui plaisait plus. Puis il séduit Laure, une jolie jeune femme qui aime le tennis. Il avoue qu'il apprécie que les autres voient combien elle est amoureuse de lui...

La génitalité

Après les stades oral, anal et phallique, les zones érogènes se sont maintenant déplacées vers les zones génitales. La sexualité adulte est dominée par le coït et le plaisir partagé. L'autre est alors parfaitement intégré comme individu à part entière, et les pulsions sont mises au service des projets et de la société. L'image de soi est suffisamment positive et intériorisée.

En amour, l'équilibre est respecté : « Je t'aime sans te haïr, sans te dominer, sans attendre que tu me renvoies mon image que je connais déjà, et en comprenant que tu puisses aussi désirer ailleurs. »

Un professeur de psychanalyse utilise l'image suivante pour expliquer la génitalité à ses élèves :

« Un professeur essentiellement oral serait certainement très sympathique et aurait une logorrhée abondante. Mais il y a fort à parier qu'il se perdrait dans les méandres de sa logique et que son discours deviendrait une écholalie incessante.

Un professeur essentiellement anal préparerait des cours impeccables et proposerait sans doute des supports très complets, mais il risquerait d'être rapidement ennuyeux par excès de méticulosité.

Un professeur phallique aurait compris que celui qui possède le savoir possède le pouvoir, aussi n'aurait-il pas intérêt à transmettre ses connaissances. Il emploierait sûrement un langage abscons et incompréhensible, afin de garder le pouvoir.

Un professeur équilibré saurait être :

1. suffisamment anal pour collectionner l'information et préparer ses cours ;

2. suffisamment oral pour aimer les transmettre ;

3. suffisamment phallique pour garder le pouvoir sur sa classe et faire régner un cadre propice aux études.

Enfin, il vivrait comme une réussite le fait d'avoir transmis son savoir et de voir ses élèves identiques à lui. Ayant résolu son propre Œdipe, il permettrait aux autres de prendre la place qui leur revient. »

Marche arrière !

Face à des difficultés, nous avons tendance à régresser à un état que nous avons traversé durant notre enfance et que nous gérons particulièrement bien. C'est ici qu'interviennent les notions de fixation et de régression.

La fixation et la régression

Selon S. Freud, la fixation consiste en un attachement particulier à un stade particulièrement marquant de notre enfance (en bien ou en mal). Quand, adultes, nous sommes confrontés à un problème, nous avons tendance à régresser à ce stade où nous nous sommes sentis forts ou que nous connaissons bien.

Ainsi, les fixations au stade oral peuvent entraîner l'adulte vers la boulimie ou l'alcoolisme (mais aussi faire de lui un grand orateur). Les fixations au stade anal peuvent l'emmener vers l'obsession ou la propension à vouloir tout maîtriser (mais aussi faire de lui un grand collectionneur d'art).

> Vanessa est enfant unique. En tant que telle, elle est choyée par ses parents. Si elle a faim, le « sein » est là pour elle ; si elle a froid, sa mère la couvre ; si elle est triste, sa mère la console. Puis advient la naissance d'un puîné, et Vanessa n'est plus le centre d'intérêt de la famille. La petite fille vit mal cette arrivée inopportune. Elle qui avait accédé à la propreté se remet à faire pipi au lit...

Par son énurésie, Vanessa régresse à une époque de sa vie où elle était encore le principal centre d'intérêt de la famille.

> Adulte, quand Vanessa a un problème, elle a tendance à la boulimie. Les soirs d'angoisse, elle dévalise le frigo et tente de se calmer en mangeant, comme petite elle le faisait en suçotant un morceau de tissu qu'elle traînait partout.

Avec ses crises de boulimie, Vanessa retourne à la période « orale » de sa vie, durant laquelle l'essentiel de son approche du monde se faisait par la bouche. À cette époque tout allait bien, elle était heureuse. Vanessa a gardé comme mécanismes de défense ceux du temps de l'oralité, car c'est à ce moment-là qu'elle a « fixé » l'essentiel de ses défenses.

La compulsion de répétition

Selon S. Freud, « ce qui est demeuré incompris fait retour ; tel une âme en peine, il n'a pas de repos jusqu'à ce que soient trouvées résolution et délivrance[1] ».

La compulsion de répétition est la recherche inconsciente dans le présent de situations antérieures douloureuses[2], dans l'espoir – toujours inconscient – de pouvoir enfin découvrir la solution non trouvée à l'époque. Aussi sommes-nous souvent attirés inconsciemment par ce que nous connaissons : là, nous

---

1. FREUD S., « Analyse d'une phobie d'un petit garçon de cinq ans : Le petit Hans », in *Cinq psychanalyses*.
2. De la même façon, nous pouvons chercher à reproduire des situations agréables (par exemple retourner chaque année sur le lieu de vacances de notre enfance). On ne parle pas alors de compulsion, sauf dans le cas où la non-réalisation du projet conduirait à l'angoisse.

retrouvons nos repères. Ainsi, il n'est pas rare que des personnes ayant été élevées par des parents violents choisissent une fois adultes des conjoints violents, ou deviennent elles-mêmes, sans doute suite aux identifications de l'enfance, des parents violents.

> Gabriel a été élevé par des parents présentant des traits pervers et n'hésitant pas à culpabiliser leurs enfants et à les mettre mal à l'aise. Pour pouvoir aimer ses parents – comme en a besoin un enfant –, il a dû procéder au déni de la folie parentale.
>
> Adulte, il rencontre Vanessa, qui lui fait vivre de nombreux moments difficiles. Quand ils se séparent, Gabriel se sent coupable... Toutefois, lorsqu'il la revoit quelques mois après leur rupture, il constate qu'elle s'emporte pour un rien et se dit qu'elle est vraiment folle.
>
> Quelque temps plus tard, il rencontre Paula et l'invite chez lui pour le week-end. Là, Paula va craquer sans raison apparente et l'agresser. Alors il lui demande de partir. Deux mois après, il rencontre Julie, qui ne cesse de le culpabiliser et de l'humilier. Même si Gabriel comprend qu'elle aussi est folle, il ne peut s'empêcher de se sentir coupable de l'abandonner lorsqu'il la quitte.
>
> Ce n'est qu'en entreprenant une psychanalyse que Gabriel comprend qu'inconsciemment, il aurait aimé soigner sa mère. En se soignant lui-même, il finit par abandonner cette compulsion qui l'amène à revivre sans cesse les mêmes situations. Aujourd'hui, Gabriel vit très heureux auprès de Sylvie, avec qui il a construit une relation saine et équilibrée.

Étonnamment, la mise en œuvre de la pulsion de mort est aussi à mettre du côté du principe de plaisir. Reprenons l'expérience avec les rats. Si l'on inflige des décharges électriques à un rat isolé dans une cage, il finit par se ronger la patte pour se décharger de ses pulsions, allant jusqu'à s'auto-mutiler. Si par la suite de nouvelles tensions apparaissent en lui, il se rongera certainement la patte pour s'en libérer : cette manière d'évacuer ses pulsions est gravée dans sa mémoire.

La décharge des tensions est pour lui source de plaisir (comme c'est le cas pour nous, humains, lorsque nous nous rongeons les ongles). Nous pouvons aussi augmenter volontairement nos tensions pour augmenter le plaisir éprouvé lors de la « libération », en évitant par exemple de grignoter avant un bon dîner, pour avoir faim et accroître notre plaisir lors du repas.

Si nous avions mis un gros morceau de fromage dans la cage du rat, il y a fort à parier que, même sans avoir faim, l'animal aurait préféré ronger le fromage plutôt que sa patte. Par la suite, à la moindre contrariété, il aurait suivi le même chemin, et nous aurions ainsi créé un rat boulimique (s'il avait eu accès à l'alcool ou à la drogue, nous l'aurions rendu alcoolique ou drogué).

Si les rats sont plusieurs dans la cage, ils s'agressent mutuellement et agissent tels des délinquants ou des masochistes. Étonnamment, dans cette expérience, une société de rats se constitue avec des dominants et des souffre-douleur. Lorsque l'on mesure les tensions internes des rats, les dominants montrent des tensions plus importantes. Ainsi, les rats soumis déchargent leurs tensions lorsqu'ils sont agressés, tandis que les rats dominants se libèrent aussi d'une partie de leurs tensions en agressant les dominés, mais angoissent peut-être de perdre leur statut.

Partie 3

En pratique !

Entreprendre un travail sur soi revient à comprendre ses schémas de fonctionnement, leurs origines, et à s'en « purifier[1] » afin de retrouver une vie plus proche de ses vraies aspirations.

Il s'agit aussi, nous l'avons vu, de renoncer à cette place que nous aurions voulu prendre dans notre enfance, et d'accepter ce que les psychanalystes nomment la *castration*[2].

Paradoxalement, LE RENONCEMENT SIGNE UNE LIBERTÉ RETROUVÉE. Alors, plutôt que de vérifier sans cesse notre pouvoir, nous serons heureux de trouver notre véritable place au sein de ce monde, la nôtre et non pas celle d'un

---

1. S. Freud employait le mot *catharsis* (purification).
2. En d'autres termes, c'est le renoncement au phallus.

autre. Le fait que nous cherchions sans cesse à démontrer notre pouvoir est la preuve, s'il en est, que nous ne nous sentons pas à notre place, comme un enfant dans un corps d'adulte. Nos pulsions orales, anales ou phalliques règnent en maître sur notre vie, semant chaos, désordre et souffrance, en nous et souvent autour de nous. Ces pulsions ne doivent pas être rejetées au profit du statut d'adulte, mais au contraire intégrées dans un caractère équilibré. Ceux qui restent fixés au temps de l'enfance et qui ont une image négative de l'adulte, souvent à l'origine de leurs fixations, doivent comprendre qu'ils n'ont ni à rester des enfants[1], ni à rejeter leur part enfantine, mais à l'intégrer. Quel bonheur de s'émerveiller de peu, d'être curieux tel un enfant, cela ne s'oppose pas au statut d'adulte…

---

1.   Celui qui reste fixé aux stades infantiles, à l'instar de Peter Pan, flirte avec les pathologies mentales.

Deux voies d'excellence
pour mieux vivre ses pulsions

Existe-t-il de bons
et de mauvais mécanismes de défense ?

Il est légitime de se poser la question. Selon Anna Freud, un bon mécanisme de défense permet d'évacuer les tensions liées à une pulsion.

Dans les cas du déplacement ou de la substitution, de l'énergie est bien libérée par projection, soit par un nouveau but, soit vers un nouvel objet. Il s'agit par exemple de pulsions érotiques qui deviennent moteurs de création, ou d'une violence mise au service d'une activité sportive. Toutefois, ces mêmes pulsions agressives peuvent aussi être redirigées contre un enfant, ou retournées contre la personne elle-même (scarifications, addictions ou masochisme...).

Lorsque France a donné une gifle à sa fille, elle a pu évacuer de l'énergie, mais elle a aussitôt été envahie par la culpabilité, pulsion qui devra elle aussi être évacuée par la suite...

Enfin, nous avons aussi vu que certains mécanismes intellectuels, comme la fantasmatisation de la pulsion, ne permettaient pas d'expulser la pulsion et pouvaient même être coûteux en énergie.

Nous allons le voir dans le cadre de la sublimation, les pulsions peuvent être mises au service de nos projets et de la société.

La sublimation

La sublimation est le déplacement d'une pulsion, mais vers un but socialement valorisant. Ce mécanisme de défense permet une bonne adaptation à la réalité et renforce le moi, à la différence de certains autres déplacements.

Quand ils étaient enfants, Xavier et son grand frère Gérard pouvaient entendre leur mère en colère s'écrier contre leur père : « Vous les hommes, vous êtes des sans-couilles ! »

Devenu adulte, Gérard ne supporte pas la présence d'une femme à ses côtés bien longtemps. Il fréquente des lieux échangistes et des saunas homosexuels (là, il peut vérifier que personne n'est castré).

Xavier, lui, est devenu chirurgien. Quand il consulte un psychanalyste, il se plaint d'angoisses et vit sous antidépresseurs. À l'évocation de son enfance lui reviennent des réflexions de sa mère. Il se rappelle la place qu'elle donnait à son frère et qu'elle ne lui octroyait pas. L'aîné semblait être la fierté de la mère, son phallus[1].

Xavier se souvient qu'il aurait aimé éventrer son frère (l'émasculer ?), lui faire du mal, mais aussi voir ce qu'il y avait à l'intérieur. Comme il ne pouvait évidemment passer à l'acte, il éventrait ses nounours puis les recousait. Par la suite, il récupérait de vieux réveils, les ouvrait et cherchait à modifier leurs mécanismes. Il précise d'ailleurs

1. Au sens psychanalytique d'« objet de pouvoir ».

> en riant : « Après, ils marchaient beaucoup mieux ! Les aiguilles pouvaient faire le tour du cadran bien plus vite, en moins de quelques minutes... »
>
> Xavier a sublimé ses pulsions agressives de l'enfance en « ouvrant » des gens et en les « réparant » avant de les recoudre.

Quand France gifle sa fille, elle décharge sa tension, mais se sent coupable et en désaccord avec ses valeurs idéales ; quand Xavier soigne un patient, il éprouve une grande fierté, et son moi s'en trouve renforcé.

De nombreux psychologues voient la sublimation comme le mécanisme de défense idéal pour exprimer ses pulsions, et certains en font même l'objectif de leur thérapie. Toutefois, même particulièrement adaptée, la sublimation n'en reste pas moins un mécanisme inconscient, une sorte de bénéfice secondaire lié à des troubles.

> Lors de sa thérapie, Xavier comprend l'origine de son agressivité et réalise que, par ses études, il espérait séduire sa mère (le diplôme, la fonction devenaient alors le phallus tant attendu). Ce n'est qu'en renonçant à cette place auprès de sa mère que Xavier retrouve son équilibre et parvient à arrêter les antidépresseurs.

Mieux que la sublimation, le fait d'avoir conscience de ses pulsions permet la résilience, c'est-à-dire la possibilité de se relever des épreuves infligées par la vie et de sortir de ses angoisses.

La résilience

Les mécanismes de résilience ne sont pas des mécanismes de défense, car ils sont en partie conscients.

En physique, la résilience est la capacité d'un matériau à reprendre sa forme initiale après avoir été compressé. Si l'on écrase une balle en caoutchouc, elle reprend sa forme d'origine dès qu'on la lâche.

En psychologie, la résilience est la capacité d'un individu à supporter de grandes pressions, à faire face à l'adversité, mais aussi à se reconstruire psychiquement en cas de destruction, que ce soit sur le plan physique, psychique ou matériel. La notion de résilience a notamment été mise en exergue par Boris Cyrulnik au travers de ses ouvrages *Les vilains petits canards* et *Un merveilleux malheur*[1]. Selon lui, les facteurs de résilience sont, entre autres, l'acquisition de ressources internes, les rencontres, la possibilité de parler et d'agir, la capacité de mettre du sens sur ce qui nous arrive, l'amour-propre, le sens de l'humour... Tous ces éléments permettent de libérer ses tensions tout en se reconstruisant. Ce qui avait été vécu comme destructeur peut alors devenir facteur de richesse...

> En prenant conscience de l'origine de ses pulsions et en renonçant à la place inconsciente qu'il chérissait auprès de sa mère, Xavier est passé de la sublimation de ses pulsions à la résilience et s'est libéré de ses angoisses.

---

1. CYRULNIK B., *Les vilains petits canards* et *Un merveilleux malheur*.

Zoom sur nos dysfonctionnements

À l'ère de la génétique, il semble que nous devrions prendre en compte notre héritage. Or, nos chromosomes ne sont pas les seuls responsables de nos pulsions. Certes, nous partons tous avec un capital énergétique différent, et peut-être même, pour certains, une tendance à l'agressivité innée. Mais si le biotype (le facteur héréditaire) joue un rôle dans la manière dont nous gérons nos pulsions, le biotope (les facteurs socioculturels et ataviques, soit ce qui nous a été transmis psychologiquement par notre milieu et notre famille) a lui aussi une place non négligeable.

Comprendre l'origine de ses pulsions et de ses mécanismes de défense conduit à s'en libérer, et donc à récupérer l'énergie qui leur était consacrée, afin de la mettre au service de ses projets. La pulsion est énergie, elle n'est pas mauvaise en soi. En revanche, ce que nous faisons de cette énergie peut être néfaste, pour nous comme pour notre entourage. Se détacher de ses pulsions, c'est donc aussi libérer les autres du joug de nos projections.

Des schémas mis en place durant l'enfance

Nous ne pouvons changer ce qui nous constitue biologique-
ment[1]. Dans une certaine mesure, nous pouvons essayer
d'agir sur notre milieu, mais c'est surtout sur notre psychisme qu'il sera le plus facile de travailler, en retrouvant
nos angoisses ou nos traumatismes de l'enfance, ainsi que les
schémas que nous avons mis en place pour y faire face.
Comme Gabriel, nous pouvons prendre conscience d'une
certaine « répétitivité négative » dans notre vie.

Une fois les angoisses refoulées identifiées, il est possible de
les « abréagir ». L'abréaction est un processus qui nous
permet de réagir *a posteriori*, comme nous n'avons pas pu le
faire au moment où nous avons refoulé notre pulsion. Il sera
peut-être nécessaire, par exemple, qu'un jour Jeanine
accepte de pleurer, ce qu'elle n'a pas fait lorsque sa mère
menaçait de les quitter. Abréagir l'aiderait à évacuer une
grande partie de ses tensions. Elle pourrait ainsi récupérer
l'énergie liée au mécanisme du refoulement, et recouvrer sa
capacité de concentration pour poursuivre correctement sa
scolarité.

Il est également intéressant de s'interroger sur les valeurs
qui nous conviennent réellement, en les acceptant nonobs-
tant les influences de notre milieu.

---

1. Sauf dans les cas les plus graves, lorsqu'il y a danger pour nous-
   mêmes ou pour les autres, par la prise de médicaments de façon temporaire ou permanente.

Marco est italien, de parents émigrés. Ayant grandi dans un quartier défavorisé, il a souvent dû, à l'instar de ses frères, jouer du poing pour s'affirmer. Aujourd'hui, un de ses frères est en prison et un autre gère une discothèque. Marco, lui, est peintre carrossier, responsable du syndicat de son entreprise. Dans ce cadre, il est le meneur : lorsque des revendications sont nécessaires, il sait fédérer ses compagnons.

Marco se plaint auprès de Charles, un ami de fraîche date, de somatisations récurrentes. Angine, otite, grippe, il attrape tout ce qui passe et est obligé de rester régulièrement à la maison. Un jour, Marco invite Charles chez lui, ce qui est assez rare, car il laisse rarement qui que ce soit pénétrer dans son intimité.

Là, il montre avec fierté à son ami sa cuisine, qu'il a peinte avec de tout petits motifs très travaillés, ainsi que quelques toiles de sa composition. Ses œuvres traduisent une grande finesse et une tout aussi grande sensibilité. Charles découvre qu'à l'intérieur de cet être apparemment rustre, se cache un artiste. Dans son milieu viril et parfois violent, Marco a dû refouler ses talents pour endosser l'apparence d'un garçon aux mœurs dures et se protéger.

Lorsque Charles conseille à Marco d'exposer et de faire connaître ses œuvres, ce dernier rougit et baisse les yeux. Il est des milieux où il est difficile d'exprimer sa sensibilité...

Les somatisations de Marco sont probablement le moyen qu'a trouvé son psychisme d'exprimer une part de ses pulsions refoulées. De plus, en l'obligeant à rester à la maison, elles l'autorisent à s'adonner à son art.

Des mécanismes inadaptés à l'âge adulte

C'est enfants que nous mettons en place nos mécanismes de défense, soit contre un danger en provenance de l'intérieur (nos désirs inadéquats), soit contre un danger venant de l'extérieur.

Lætitia est élevée par une belle-mère pour le moins déséquilibrée. Clivages, dénis, projections et dévalorisations règnent en maîtres au sein du foyer. Lætitia ne cesse d'être montrée du doigt par sa belle-mère qui passe son temps à l'insulter : « Tu es mauvaise... C'est de ta faute si... Tu es une catin ! »

De plus, Judith, la demi-sœur de Lætitia, est autiste. La belle-mère de Lætitia traite Judith comme une enfant normale, et jamais la folie de la fillette n'est nommée. Judith peut ainsi entrer dans la chambre de Lætitia en criant sans prévenir, personne n'y trouve à redire.

Adulte, Lætitia se plaint d'irritabilité et se sent comme « coincée dans une peau trop rigide ». Quand elle parle à son psychanalyste, celui-ci remarque qu'elle annule systématiquement ce qu'elle vient de dire par une nouvelle phrase. Elle procède ainsi à une dénégation quasi permanente, comme si toute production mentale la mettait en danger : « Je n'aime pas Unetelle. Enfin, je ne veux pas dire que je ne l'aime pas... Je n'avais pas envie de venir, mais ne croyez pas que je ne voulais pas vous voir..., etc. »

Un jour, alors que Lætitia se promène en voiture avec ses deux filles et sa belle-mère, une des enfants réclame à boire. Sa mère lui explique qu'elle n'a rien à lui offrir pour le moment, mais qu'elle lui donnera de quoi se désaltérer dès qu'elles seront arrivées. Une bouteille, qui contient de l'eau croupie destinée à remplir le moteur en cas de besoin, traîne aux pieds des passagers. L'enfant la remarque : « Maman, il y a de l'eau aux pieds de grand-

mère ! » Cette dernière réplique : « Mais non, il n'y a rien,
tu boiras tout à l'heure. » Lætitia freine, arrête la voiture
et dit d'un ton plein d'agressivité : « Bien sûr qu'il y a de
l'eau dans la bouteille, mais elle est mauvaise, tu boiras
quand nous arriverons… » La belle-mère ne manque pas
de dire à Lætitia qu'elle est folle et que sa réaction est
une fois de plus disproportionnée.

La semaine suivante, Lætitia rapporte la scène à son psychanalyste et lui demande : « Est-ce que je deviens vraiment folle ? »

Heureusement qu'enfant, Lætitia a développé une personnalité rigide, car cela lui a permis tant bien que mal de
résister à la folie de sa belle-mère. S'il peut être formidable
de traiter un enfant autiste comme n'importe quel enfant, il
est nécessaire de poser un cadre malgré tout et de nommer
la folie, sinon les autres enfants de la fratrie peuvent prendre
cette folie pour la « normalité ».

Lorsque Lætitia stoppe la voiture, elle éprouve un besoin
impérieux d'exposer clairement la réalité à sa fille. Elle a
raison d'agir ainsi, pour le bien de ses enfants et pour le sien.
Certes, un témoin qui assisterait à la scène ne comprendrait
pas forcément la réaction impétueuse de Lætitia, mais cette
réaction est proportionnelle à ce qu'elle a vécu lors de son
enfance et aux dénis qui ont jalonné cette période.

Un enfant peut se sentir en danger (à juste titre d'ailleurs,
car rien n'empêche ses parents de le frapper, de mal lui
parler ou de l'humilier), et la maltraitance est parfois invisi-
ble. Ainsi, la belle-mère de Lætitia passe pour une personne
bienveillante aux yeux de ses amis et de ses voisins…

Il faut comprendre que les mécanismes mis en place durant l'enfance peuvent ne plus être d'actualité à l'âge adulte. Par l'observation de ces mécanismes et en revisitant notre histoire, nous pouvons comprendre l'origine de nos pulsions et de nos modes de protection, entrer en résilience et abandonner petit à petit ces défenses.

> Grâce à son analyse, Lætitia n'annule plus systématiquement ses propos quand elle parle. Désormais, elle les assume pleinement. Si son psychanalyste lui dit qu'il n'est pas d'accord avec elle, elle sourit et lui répond : « Vous avez le droit de ne pas être d'accord... »
>
> La jeune femme s'est enfin autorisée à être, indépendamment de l'avis des autres. Elle s'est détendue et élève ses enfants avec beaucoup de compréhension et de gentillesse.

Cultiver l'art de la compassion

Envers soi-même et envers les autres

Juliette a été une enfant maltraitée. Sa mère, alcoolique, ne se gênait pas pour décharger ses pulsions sur la fillette. Aujourd'hui, Juliette ferait n'importe quoi pour qu'on l'aime.

Elle consulte un psychanalyste à quelques mois de son mariage. Son couple l'étouffe : elle a beau être gentille et patiente, il semble qu'elle ne soit jamais assez bien pour son fiancé. Quant à sa future belle-mère, elle la trouve trop présente au sein de leur couple. À la fin de la première séance, elle décide de surseoir à son mariage. Personne ne comprend son geste : elle qui semblait si gentille, et qui, de plus, vient d'avoir un bébé...

Tout le monde s'interroge, puis finit par accepter son *statu quo*. Juliette explique à son fiancé qu'il n'a pas à être jaloux et qu'il doit arrêter de la critiquer sans cesse, puis à sa belle-mère qu'elle doit cesser d'être aussi présente dans leur vie. Désormais, cette dernière verra son petit-fils quand ce sera possible et non chaque fois qu'elle l'aura décidé. Alors, le monde change autour de Juliette : son entourage modifie son comportement et, paradoxalement, devient plus sympathique, plus attentionné.

Les beaux-parents de Juliette sont séparés. Sa belle-mère ne supporte pas la présence de la nouvelle compagne de son ex-mari, qu'elle connaît bien et qui a selon elle un comportement provocateur. Sa proximité la rend nerveuse, et toute la famille subit alors son irritabilité. Quand le beau-père de Juliette envisage de venir chercher le bébé chez son ancienne épouse, Juliette accepte mais pose comme préalable que sa compagne ne soit pas présente. Alors, les beaux-parents se détendent et entament, pour la première fois depuis des années, un rapport cordial.

Juliette est très étonnée de voir que son changement d'attitude a des répercussions sur les rapports des autres entre eux. Elle dit en riant à son psychanalyste que sa belle-mère est peut-être plus sympathique avec son boulanger quand elle va acheter du pain, et que celui-ci, porteur à son tour de bonne humeur, la transmet à ses clients. Elle fait le parallèle avec le jeu des mikados : « Quand on bouge un élément, on créé un chaos, mais de ce chaos naît un nouvel ordre... »

Juliette découvre l'« égoïsme altruiste ». Cultiver la compassion ne consiste pas à être gentil avec tout le monde, à faire plaisir ou à se conformer à une image idéale, en refoulant ses désirs et en acceptant ceux des autres. Signifier à un tout-petit qu'il a dépassé une limite, y compris en haussant le ton et en fronçant les sourcils, se respecter et se faire respecter est un acte de compassion, vis-à-vis de soi-même et de son environnement. En imposant un cadre à son entourage, Juliette a cessé d'être le jouet des pulsions et des exigences des autres.

Sylvie est institutrice en maternelle. Pour la fête des pères, elle propose aux enfants d'écrire à leur place une carte. Elle demande donc à chacun : « Qu'est-ce que tu aimes chez ton papa ? Comment le décrirais-tu ? »

La plupart des enfants disent de leur père qu'il est « grand », « fort », « beau » ou « intelligent », mais la petite Carole s'obstine à dire que son père est « méchant », car il ne joue pas avec elle.

> Sylvie se retrouve face à un dilemme : soit elle ment par omission en ne donnant pas la carte à la famille, mais elle trahit l'enfant ; soit elle écrit ce que dit la fillette, mais elle risque de blesser le père.
>
> Après beaucoup d'hésitations, elle décide de donner corps à la parole de Carole en rapportant ses propos sur la carte. Évidemment, les parents de l'enfant prennent mal le courrier et le font savoir à l'institutrice. Par la suite, Sylvie a l'occasion d'aborder de nouveau le sujet avec eux, et ils finissent par comprendre son attitude.
>
> Conscient qu'il consacre peu de temps à sa fille, le père de Carole modifie alors son comportement et s'efforce d'être plus présent, ce qui a pour effet de les rapprocher.

Sylvie aurait pu satisfaire sa pulsion narcissique en ne donnant pas la carte aux parents de Carole afin de se faire bien voir. Toutefois, en choisissant de respecter les propos tenus par l'enfant et en acceptant de se mettre en danger, elle a fait acte de compassion et a finalement aidé la famille de Carole à se rapprocher.

Devons-nous craindre les régressions ?

La régression peut être prise pour une pulsion morbide, car notre évolution nous pousse à avancer. Il n'y a qu'à voir le plaisir éprouvé par le petit enfant à faire part de ses progrès. Ainsi, paradoxalement, on pourrait penser que les pulsions de mort nous ramènent vers l'arrière, vers la naissance, tandis que les pulsions de vie nous poussent vers l'aboutissement de la vie, c'est-à-dire vers la mort.

Force est de constater que les régressions nous permettent de récupérer beaucoup d'énergie. D'ailleurs, rester au lit bien au chaud en chien de fusil le dimanche matin n'a jamais rendu personne malade, bien au contraire ! Là, peut-être siroterons-nous un thé ou un café tel le nourrisson au sein…

Il est en vogue, en ce moment, de « lâcher » de hauts cadres d'entreprise en pleine nature pour des stages de survie. Les participants doivent s'en remettre à leurs seuls instincts. Alors plus de ça, de moi ni de surmoi, ils ne peuvent compter que sur une vigilance et des réflexes accrus. Il faut reconnaître que, si notre structure psychique fait barrage à certains de nos instincts, elle est aussi très coûteuse en énergie. Lorsque les cadres réintègrent leur entreprise après leur stage, ils se sont ressourcés, et ils peuvent alors mettre l'énergie récupérée au service de leur fonction. De même, ils rentrent beaucoup plus ancrés dans la réalité, ce qui les rend plus efficaces. À un autre niveau, nos vacances et nos voyages nous obligent à une perte de repères, de structure, et nous permettent là encore de récupérer beaucoup d'énergie.

Une fois nos pulsions révélées et nos mécanismes de défense déconstruits, l'énergie qui leur était liée est disponible. Elle peut être mise au service de nos projets, de notre bonheur et de celui des autres. Toutefois, la déconstruction de nos fonctionnements intimes ne doit pas intervenir sans la mise au jour de nos valeurs. Nous devons donc prendre conscience des interdits que renferme notre surmoi. En effet, pour pouvoir abandonner une part de nos structures, qui, rappelons-le, nous ont « contenus », empêchés de passer à l'acte et obligés au respect des lois, nous devons impérativement adhérer aux valeurs idéales que nous aurons retenues selon notre éthique.

Aider ses enfants
à gérer leurs pulsions

Entendre les demandes

Nous l'avons compris, c'est en voulant satisfaire nos pulsions que nous appréhendons le monde. C'est avec notre capacité à désirer, mais aussi à renoncer, que nous nous structurons. Il est donc nécessaire d'imposer des limites à nos enfants. Cela ne doit toutefois pas nous empêcher de reconnaître l'existence de leurs pulsions.

Par exemple si un enfant nous dit qu'il a faim, ce serait bien de lui répondre que nous l'avons entendu mais qu'il doit attendre l'heure du repas. Ainsi il se sent reconnu dans son besoin, et sait qu'il sera nourri mais qu'il doit apprendre à remettre à plus tard la satisfaction de ses pulsions.

De la même manière si, plein d'énergie, il fait du bruit alors que son petit frère dort, on peut lui dire que l'on comprend son besoin de s'exprimer, mais qu'il conviendrait de trouver un autre lieu ou un autre moment pour le faire afin de respecter les besoins des autres. Pourquoi ne pas réfléchir avec lui à une solution, en lui proposant de l'inscrire à une activité sportive, ou à un cours de chant ou de musique ? Ainsi l'enfant peut s'investir dans les choix concernant sa vie en fonction de ses besoins.

Autoriser la différence
et trouver la juste distance

Quant aux choix de ses enfants, il est important de les respecter. Si les parents de Marco avaient reconnu sa sensibilité, il serait peut-être devenu un artiste et il n'aurait pas
besoin de somatiser pour exprimer son émotivité ou pour
pouvoir se retrouver dans son atelier.

> Quand Billy pénètre dans la Maison verte, lieu d'accueil
> des parents et des enfants de moins de trois ans, il se
> dirige vers une poupée. À ce moment, sa mère s'écrie :
> « Non ! pas une poupée, c'est un jouet de fille... » Billy se
> rend ensuite dans le carré réservé aux tout-petits et
> attrape un nounours. Sa mère le lui enlève en lui disant :
> « Tu ne vas pas prendre ça, c'est pour les bébés ! » Alors
> Billy se met à courir en tous sens. Il est considéré comme
> hyperactif, car il ne peut se concentrer longtemps sur
> une activité. Ce n'est qu'en fréquentant le lieu régulière-
> ment que sa mère finit par se détendre et par prêter
> moins attention aux choix de son enfant. Celui-ci peut
> alors se concentrer sur ce qui l'attire et changer peu à
> peu de comportement.

En se détendant et en acceptant les choix de son enfant, la
mère de Billy lui permet de se détendre à son tour. Bien
souvent, c'est en travaillant sur nous-mêmes que nous libérons les autres. En fréquentant le lieu thérapeutique qu'est
la Maison verte, Billy et sa mère ont fini par accepter la juste
distance qui les sépare et qui les relie.

> Michèle aussi fréquente la Maison verte. Elle se plaint que
> sa petite fille Alice refuse de dormir. Quand le psychana-
> lyste lui demande où dort l'enfant, elle lui explique que sa

fille a son lit dans la chambre des parents puisqu'elle n'a pas encore un an. Le psychanalyste l'interroge alors sur le sommeil d'Alice : est-il arrivé qu'elle fasse une nuit complète ? Michèle réfléchit et se rappelle qu'un soir où elle n'en pouvait plus, elle était allée dormir sur le canapé, laissant seuls le père et l'enfant dans la chambre : sa petite fille avait dormi toute la nuit paisiblement. Le psychanalyste suggère alors qu'il est peut-être temps qu'Alice dorme dans sa propre chambre. Michèle semble effrayée à l'idée de laisser son enfant seule.

Quelques semaines plus tard, elle revient ravie, et annonce à son psychanalyste que sa fille ne se réveille plus la nuit depuis qu'elle est installée dans sa propre chambre.

Il est possible qu'Alice, ressentant l'angoisse de sa mère, refusait de s'endormir. Ce n'est que lorsque Michèle a eu suffisamment confiance en elle pour accepter de laisser du champ à son enfant que celle-ci a pu enfin dormir tranquillement la nuit.

Œdipe, bonne nouvelle

Revenons enfin sur le sujet de l'Œdipe. Il est essentiel de comprendre que l'Œdipe est structurant. Si un petit garçon exprime sa pulsion et dit : « Quand je serai grand, je me marierai avec ma maman… », il est important de lui rappeler la loi et de lui expliquer que sa mère est déjà mariée à son père. Alors l'enfant réalisera que la place convoitée n'est pas la sienne et qu'il trahirait son père en continuant à désirer sa mère. Pour échapper à l'angoisse liée à ses désirs, il y renoncera et se tournera vers le monde.

L'Œdipe n'est pas à l'origine de troubles à l'âge adulte, c'est l'incapacité à aborder ou à dépasser l'Œdipe qui peut en être la cause. Si les parents, plutôt que de rappeler la loi, s'amusent de la confusion de l'enfant, ce dernier ne peut dépasser son fantasme et encore moins y renoncer. Il arrive qu'une mère, connaissant la réponse, aime poser en public la question suivante : « Dis, avec qui tu te marieras quand tu seras grand ? » ou qu'un père jalouse la relation de son fils avec sa femme… Nous devons comprendre que l'enfant, en devenir, apprend les règles durant cette période. Ses questions doivent donc impérativement être prises au sérieux. Là encore, c'est bien souvent en travaillant sur nos propres fantasmes, voire sur la place que l'on nous a donnée enfants, que nous aiderons nos propres enfants à se structurer.

Épilogue

Bouddha disait : « Se protéger soi-même, c'est protéger les autres. Protéger les autres, c'est se protéger soi-même[1]. »

« En nous libérant de nos peurs, notre présence libère automatiquement les autres[2]... » Chaque expression de nos pulsions, chacune de nos paroles, chacun de nos actes influencent le monde bien au-delà de ce que nous imaginons.

Alors devons-nous, comme le pense Juliette, prendre conscience du bien que nous transmettons en allant, par exemple, acheter du pain tout en étant souriants avec le boulanger ? Pas forcément, c'est en travaillant sur nous-mêmes, en acceptant de nous libérer de nos propres travers qu'inconsciemment et automatiquement, nous transmettons joie et bonheur. Le papillon ne sait pas que, d'un battement d'aile, il est à l'origine d'une tempête ou d'une éclaircie, il n'a qu'à se réaliser en tant que papillon.

---

1. *Samyutta Nikaya*.
2. Nelson Mandela lors de son investiture à la présidence.

Bibliographie

Si le lecteur veut approfondir ses connaissances sur le sujet des pulsions, il pourra étudier les ouvrages qui ont été largement utilisés pour la rédaction de ce livre.

Sigmund FREUD, *L'interprétation des rêves,* Bréal, 2001.

Melanie KLEIN et Joan RIVIERE, *L'amour et la haine,* Payot, 2001.

Jean LAPLANCHE et Jean-Bertrand PONTALIS, *Vocabulaire de la psychanalyse*, PUF, 2007.

Paul-Claude RACAMIER, *Les schizophrènes*, Payot, 2001.

Donald W. WINNICOTT, *De la pédiatrie à la psychanalyse,* Payot, 1989.

Donald W. WINNICOTT, *Jeu et réalité*, Gallimard, 2002.

Les pulsions

Sigmund FREUD, *Inhibition, symptôme et angoisse*, PUF, 2005.

Sigmund FREUD, *Métapsychologie*, Gallimard, 1986.

Sigmund FREUD, *Trois essais sur la théorie sexuelle*, Gallimard, 1987.

Carl Gustav JUNG, *L'énergétique psychique*, LGF, 1996.

Les mécanismes de défense

Anna FREUD, *Le moi et les mécanismes de défense,* PUF, 2001.

Serban IONESCU, Marie-Madeleine JACQUET et Claude LHOTE, *Les mécanismes de défense,* Armand Collin, 2005.

Le fonctionnement psychopathologique

Jean BERGERET, *La personnalité normale et pathologique,* Dunod, 1996.

Jean-Charles BOUCHOUX, *Les pervers narcissiques,* Eyrolles, 2009.

Otto FENICHEL, *La théorie psychanalytique des névroses,* PUF, 1987.

Sigmund FREUD, *Cinq psychanalyses*, PUF, 2001.

Sigmund FREUD, *La vie sexuelle*, PUF, 1992.

Otto KERNBERG, *Les troubles limites de la personnalité*, Dunod, 1997.

Paul-Claude RACAMIER, *Antœdipe et ses destins*, Collège de psychanalyse groupale, 1989.

Paul-Claude RACAMIER, *Le génie des origines*, Payot, 1992.

Paul-Claude RACAMIER, *L'inceste et l'incestuel*, Collège de psychanalyse groupale, 1995.

Le deuil

Sigmund FREUD, « Deuil et mélancolie », in *Œuvres complètes vol. XII*, PUF, 2005.

La résilience

Boris Cyrulnik, *Les vilains petits canards,* Odile Jacob, 2004.

Boris Cyrulnik, *Un merveilleux malheur,* Odile Jacob, 2002.

www.ingramcontent.com/pod-product-compliance
Lightning Source LLC
Chambersburg PA
CBHW052051270326
41931CB00012B/2708